Heilung des Inneren Kindes

Petra Pauls

Heilung des Inneren Kindes

Ein kreatives Selbsthilfe- und Therapiebegleitbuch

Petra Pauls

EDITION Lumen

Edition Lumen
Rosenweg 5 – 79865 Grafenhausen
www.edition-lumen.de

1.Auflage 2006
2.Auflage 2007
3. Auflage 2010
Titelbild: „Segen“ von Bianca Schulz
Coverdesign: Hannes König
Lektorat: Sabine Behrendt
ISBN 9783839134146
Herstellung und Verlag:
BOD, Norderstedt

INHALT

Für meinen Bruder Thomas,
damit sein Inneres Kind
Heilung findet

EINLEITUNG

Ich kam das erste Mal im Frühjahr 2001 auf einem Seminar mit der Heilung des Inneren Kindes in Berührung und war mehr als nur kurzfristig beeindruckt. Wie viele Betroffene, die sexuellen Missbrauch – oder überhaupt Missbrauch in jeglicher Form – erlebt haben, suchte auch ich seit Jahren Hilfe bei Therapeuten und Ärzten. Ich hatte gerade eine zweijährige Gesprächstherapie hinter mir und stand nun vor den akuten Herausforderungen, die eine neue Beziehung mit sich brachte. Der anfängliche Zweifel und die eigene Unsicherheit erschwerten mir den Weg, eine für mich annehmbare Entscheidung zu treffen, doch ich entdeckte bald eine Art von Therapie, die weitaus effektiver war, als das, was ich bisher kannte.

Es war eine *Reise in die Vergangenheit,* die innerhalb einer Woche meine ganze Einstellung zu meinem Elternhaus, zu mir selbst und meiner Umgebung radikal veränderte. Zum ersten Mal in meinem Leben war ich frei – befreit von den jahrelangen Schuldgefühlen, befreit von dem Zwang, den Kontakt zu meinen Eltern nicht verlieren zu wollen, weil ich dachte, sie seien mir etwas schuldig. Mein Mitleid mit ihnen hatte schon krankhafte Formen angenommen und ich wollte nicht wahrhaben, dass ich immer noch wie ein kleines Kind von ihnen abhängig war. Abhängig von Lob, Liebe und Anerkennung. In zahlreichen Therapien hatte immer wieder versucht, mich von ihnen zu lösen, doch ich blockierte an einem bestimmten Punkt, so dass ein Loslösen fast unmöglich erschien.
Ich hatte das nötige Wissen, war jedoch unfähig zu handeln. Sobald bestimmte Situationen in meinem Leben „einschlugen“, setzte ein lang eingeübter Mechanismus ein, der mein Handeln absurd erschienen ließ. Ich war nicht in der Lage, meine Erkenntnisse aus den bisherigen Therapien in die Tat umzusetzen. Mir fehlte die Anleitung zum Handeln.

Dieses Buch gibt dir einen Einblick in eine Form der Aufarbeitung, die das Handeln in den Vordergrund stellt, und die ich die *Heilung des Inneren Kindes* nenne. Es ist ein kreatives Arbeitsbuch, mit dessen Hilfe jeder persönlich seine Erfahrungen er- und verarbeiten kann. In jedem Kapitel findest du verschiedene Arbeitsanweisungen, die dich Deinem Inneren Kind Schritt für Schritt näher bringen wer-

den und es bietet auch Raum, Deine Eindrücke festzuhalten. Ziel dieses Buches ist es, die Möglichkeit zu schaffen, seine eigenen Wünsche und Bedürfnisse wahrzunehmen, sich selbst an die erste Stelle zu setzen und für sich zu sorgen, um aus Abhängigkeit und Opferrolle – in der wir uns alle mehr oder weniger befinden – herauszukommen.
Die innere Annahme spielt eine wichtige Rolle in diesem Prozess, uns nämlich so anzunehmen und zu lieben wie wir sind. Dazu gehört, dass wir uns erst einmal kennen lernen – *beide Teile unserer Persönlichkeit* – das Kind und den Erwachsenen in uns. Ich habe eine Schriftgröße ausgewählt, die angenehm für die Augen ist, weil ein bewusstes *Hin-Sehen*, ein *Hinein-Sehen* in dieses Thema, von großer Wichtigkeit ist.

Kapitel für Kapitel werde ich dich durch dieses Buch führen. Versäume es nicht, dir ab und zu genügend Zeit zu nehmen, um dich und dein Inneres *Kind* zu spüren, es neu zu entdecken, um es annehmen zu können, so wie es ist. Ich bin sicher, dass du nach den ersten Seiten den Wunsch verspürst, kreativ zu werden – falls du es nicht schon geworden bist. Ich empfehle dir ein Tagebuch anzulegen, in dem du auch Zeichnungen und andere Kunstwerke festhalten kannst, die in dieser Zeit in dir entstehen. Es hilft dir, intensiver mit dir und dem, was mit dir passiert, umgehen zu können. Wichtig ist, dass du aufmerksam auf dich und deine Gefühle achtest, auf die Eingebungen deines Körpers und wie dir die Menschen begegnen, mit denen du lebst. Wenn du die Lust verspürst, dann bewege dich. Wenn du was malen willst, dann tu es. Und wenn du was essen möchtest, obwohl der Zeiger der Waage ins Unendliche zeigt – dann gehe dem Bedürfnis nach. Am Ende des Buches wirst du eine andere Einstellung zu dir und deinem Körper, zu deinem Leben und deiner Umgebung haben – und auch eine andere Einstellung zu deiner Vergangenheit. Eine Zufriedenheit wird sich einstellen, die du bisher vielleicht noch nicht kennen gelernt hast. Du wirst in der Lage sein, deine eigene Leere selbst zu füllen, ohne auf Ersatz von außen angewiesen zu sein!

Das ist das schönste Geschenk, das du dir machen kannst – dir und deinem inneren Kind.

Dieses Buch ist als Therapiebegleiter gedacht und kann sehr gut während oder nach einer Therapie benutzt werden. Auf keinen Fall ersetzt es eine Therapie von Fachkräften. Ich bitte dich, dies bei der Bearbeitung zu berücksichtigen und es wird auch immer wieder im Buch darauf hingewiesen, dass du dich nicht scheuen sollst, einen Therapeuten/eine Therapeutin aufzusuchen, wenn du spürst, dass du fachliche Hilfe benötigst. Erlaube es dir, die Hilfe in Anspruch zu nehmen, die du benötigst!

Habe Vertrauen – vor allem in dich selbst – dann wird sich dir die Tür zu einem erfüllten Leben öffnen. Vertraue deinen Gefühlen und glaube daran, dass du es verdient hast, ein glückliches Leben zu führen. Damit lässt du die Vergangenheit hinter dir und schaffst dir einen glücklichen Neuanfang – egal wie alt du bist.

Mit einem besonderen Dank an meine Therapeutin, Helga Zähringer, die mich ein Stück meines Weges begleitete und mir auf ihre wunderbare Art und Weise Mut für dieses Buch gemacht hat - ohne es zu wissen.

Freiburg, im April 2006
Petra Pauls

Alte Wunden

Jeder, der dieses Buch in Händen hält, mag den Schmerz kennen, den alte Wunden auf unserer Seele, sowie an und in unserem Körper hinterlassen können.
Oft drücken sich diese Wunden in Ohnmacht, Schuldgefühlen, in der Unfähigkeit Beziehungen aufrecht zu erhalten und in Depressionen oder Suchterkrankungen aus. Das sind nur ein paar Symptome, unter denen viele Frauen, Männer und auch schon Kinder leiden, die Wunden aus ihrer Vergangenheit davongetragen haben.
Im Laufe der Jahre sind mir Menschen begegnet, die aufgrund ihrer Krankheiten, zum Teil in jungen Jahren schon arbeitsunfähig waren und an Lebensqualität eingebüßt hatten. Sie litten unter rheumatischen Beschwerden, Zystenbildungen in jeglicher Form oder erkrankten sogar an Krebs. Sie hatten Schmerzen, die kein Arzt richtig einordnen konnte und mit Bestürzung musste ich feststellen, dass wir alle etwas gemeinsam hatten – wir wurden als Kinder missbraucht! Einige seelisch, die meisten körperlich und mehr als ich dachte sogar sexuell.
Diese kleinen missbrauchten Seelen hatten in frühen Jahren eigene Fluchtstrategien entwickelt, um überleben zu können. Was sie bis ins Erwachsenenalter jedoch nicht gelernt hatten, war die notwendige Versorgung der Wunden, damit diese heilen konnten. Denn trotz aller Demütigungen und Schmerzen, trotz aller Angst und Hilflosigkeit ist eine Heilung möglich.

Die meisten seelischen Wunden erhalten Kinder sehr früh in ihrer Entwicklung, in der Regel zwischen dem zweiten und dritten Lebensjahr. In dieser Zeit entwickelt sich die Fähigkeit, über den eigenen Körper zu verfügen. In diesem Alter lernt es, Empfindungen und Wünsche deutlich zu formulieren. Es entdeckt, dass es selbst als Person etwas produzieren und schaffen kann. Durch sein *Nein* setzt es klare Grenzen und ordnet so sein Leben. Ein Nein ist Ausdruck seiner seelischen Unabhängigkeit, die zunehmend eine Rolle spielt. In dieser Phase braucht das Kind liebevolle und vor allem verständnisvolle Unterstützung seiner Bezugsperson(en), um selbständig werden zu können. Daneben benötigt es ein stabiles äußeres und später inneres Bezugsobjekt, um das Alleinsein lernen zu können. Eine wichtige Rolle spielen in dieser Zeit die Lieblingsspielzeuge. Als Ersatzobjekte dienen sie dem Kind dazu, sich beschützt und nicht allein zu fühlen.

Wenn du das alles hier liest, wird bestimmt sofort ein Bild aus deiner Kindheit in deinen Gedanken auftauchen. Lass es ruhig zu, schiebe es nicht zur Seite. Es ist wichtig, dass du das Buch dann einen Moment zur Seite legst und diesem Gefühl nachgehst.

⇨ **Welche Gefühle kommen in mir hoch, wenn ich an mein Spielzeug denke? Was war das für ein Spielzeug? Wie ging ich damit um? Hatte es einen Namen?**
Du kannst deine Gedanken an dieser Stelle schriftlich festhalten.

____

____

____

____

⇨ **Welche Bilder, welche Farben kommen mir in den Sinn?**
Male oder zeichne, was an Gefühlen gerade in dir hochkommt. Es muss kein Kunstwerk sein. Es können abstrakte Formen sein oder buntgemischte Farben. Denke nicht darüber nach, wie es aussehen soll, sondern lass dich einfach auf Papier und Farben ein.

▶ Hier kannst du ein Bild malen oder einkleben. Nutze diese Möglichkeit – es kann dir später helfen, Deine Gedanken und Gefühle zu ordnen. Wenn du dieses Symbol (🖋) siehst, sind Deine künstlerischen Fähigkeiten gefragt.

⇨ Denke nicht darüber nach, sondern lass die Gedanken einfach weiterziehen, nachdem du sie kreativ ausgedrückt hast

(Mehr dazu im Kapitel Loslassen)

Es finden also sehr früh Ereignisse statt, die tiefen Wunden hinterlassen können. Wunden, die unser ganzes Leben lang schmerzen und diverse Verhaltensweisen hervorrufen, die für uns und auch für unsere Mitmenschen unverständlich sein können. Viele Menschen, denen in ihrer Kindheit Wunden zugefügt wurden, haben Probleme Beziehungen einzugehen oder diese aufrecht zu erhalten. Meist entsteht erst in den späteren Lebensjahren, z.B. nach zerbrochenen Partnerschaften, Scheidungen oder jahrelanger Krankheit, ein Verständnis für die eigene Unfähigkeit, für sich und die eigenen Bedürfnisse zu sorgen.
Die Bindung an die Eltern konnte nicht – oder nicht ausreichend – gelöst werden, weil diese nicht in der Lage waren, sich ihrem Kind zu öffnen, seine Bedürfnisse ausreichend wahrzunehmen, sich ihm anzupassen ohne es abhängig zu machen.

Es gibt noch eine weitere Möglichkeit, wie sich diese Wunden beim Erwachsenen zeigen können: Immer mehr Menschen können nicht oder kaum über ihre Gefühle sprechen. Viele können sie nicht einmal wahrnehmen. Ihnen wurde als Kind vermittelt, dass Schwächen nicht gezeigt werden dürfen; man hatte lieb und anständig zu sein, ohne viel zu fragen. Tränen waren verpönt und Wut oder Schmerz mussten *runtergeschluckt* werden *(„jetzt reiß' dich endlich zusammen ").*
Ich höre immer wieder den Satz *„ein Indianer kennt keinen Schmerz."* Er ist in mir in all den Jahren so lebendig geblieben, obwohl er nicht an mich gerichtet war. Mit anderen Worten – ein Junge weint nicht. Er darf nicht weinen, sonst ist er nicht tapfer, nicht mutig – was auch immer. Das führt zu Unsicherheit im Umgang mit den eigenen Gefühlen. Viele Menschen drücken ihre Gefühle und Konflikte nicht in Worte aus und das kann zu Missstimmungen führen - bis hin zu psychosomatischen Störungen.
Auch ein Mangel an Liebe, Aufmerksamkeit und Anerkennung hinterlässt tiefe Spuren. Denke jetzt bitte nicht, dass Eltern ihren Kindern bewusst Liebe oder Aufmerksamkeit vorenthal-

ten! Vielmehr leiden sie selbst an einem Mangel und es ist oft zu beobachten, dass sie versuchen, dieses Defizit durch Arbeit auszugleichen. *Die Suche nach Liebe und Anerkennung endet erst dann, wenn der Mensch in der Lage ist, sich selbst das zu geben, was er braucht. Erst dann endet das ewige Suchen. Erst dann findet er die ersehnte Ruhe.*
Die Suche nach Anerkennung ist ein erschreckender Kreislauf. Wenn ich sehe, dass Kinder immer mehr verwahrlosen, sich vor PC und Fernseher flüchten, unfähig, sich in der Gesellschaft auszudrücken, dann ist es an der Zeit, dass wir diesen Kreislauf durchbrechen.

Kehren wir zu den oben genannten Ursachen der Wunden zurück und gehen sie Schritt für Schritt durch.
Erschrecke nicht, wenn du plötzlich an Erlebnisse aus Deiner Kindheit erinnert wirst oder sogenannte „Flashbacks“ auftauchen. Denke daran, dass du das Buch jederzeit zur Seite legen kannst.
Die Liste der Ursachen ist beliebig erweiterbar, aber ich habe mich hier auf die für mich wichtigsten Dinge beschränkt, die das Innere Kind unmittelbar betreffen.

Denke daran: Es geht hier nicht um die Frage, wer Schuld ist oder Schuld hat. Mache dich frei von diesen Gedanken - das Thema Schuld wird in einem späteren Kapitel bearbeitet.

Normalerweise äußert ein Kind seine Wünsche vorbehaltlos.
Kannst du dich noch an deine Wünsche erinnern?
An einen zumindest? Vielleicht auch an die Reaktion deiner Umwelt, deiner Familie?

Welche Wünsche ich hatte, kann ich heute gar nicht mehr sagen, aber ich kann mich noch gut an die Reaktion meiner Eltern erinnern: *„Kinder die was wollen, die kriegen was auf die Bollen!“* Und obwohl meine Beine nicht gerade abgemagert waren, so schmerzte jeder Griff, jedes Kneifen dermaßen, dass ich alle hasste, die diesen Spruch losließen und mir dabei in meine Schenkel kniffen. Mein Wollen und Nichtwollen waren unerwünscht. Ja, es war mit Schmerz verbunden, etwas zu wollen. Meine Wünsche waren nicht gefragt und irgendwann erstarrte mein *Wünschen*. Wünsche mussten bis Weihnachten warten! Dass es auch nichtmaterielle Wünsche gab, schien zumindest in meiner Umwelt fremd gewesen zu sein. Mein erstes Gefühl gebot mir, vorsichtig zu sein. Damit verbunden kehrte ein Hauch von „nicht erwünscht zu sein“ in mein Leben und spielte lange Zeit eine tragende Rolle.

Vielleicht hast du ähnliche Erfahrungen wie ich gemacht. Vielleicht waren deine auch positiv. Oftmals bleiben nur Gefühle übrig, die man nicht mehr richtig einordnen kann. Nicht wahrgenommene oder sogar verdrängte Wünsche und die damit einhergehende Verunsicherung können Ursachen für seelische Wunden in der Kindheit sein.

Produzieren, selber etwas schaffen
Sicherlich hast du Sandburgen gebaut, Kuchen aus Sand verkauft oder Hütten aus Pappkartons gezimmert. Die Fantasie kennt in diesem Alter keine Grenzen. Selbst aus einem Blatt kann ein Raumschiff oder ein Segelboot entstehen. Auch hier kann es zu schmerzhaften Erfahrungen kommen, die bis ins Erwachsenenalter Spuren hinterlassen. Ich habe hier den Ursprung meiner eigenen Unfähigkeit entdeckt, angefangene Arbeiten zu Ende zu bringen.
Meist haben die älteren Kinder meine Sandwohnung zerstört, noch ehe ich sie bewohnen konnte. Die erwartete Hilfe von meinen Eltern, die Unterstützung – der gewünschte Schutz – blieb aus und ich fühlte mich der Bedrohung ausgeliefert. Ein zweiter oder dritter Versuch, meine Sandwohnung wieder neu aufzubauen, schlug fehl und das Gefühl, das sich damit in

mein Leben schlich, habe ich jahrelang mit in meinen Beziehungen und vor allem in meinem Berufsleben mit herumgeschleppt *–ich kann nichts. Ich schaffe es nicht!* Mein Wunsch nach Unterstützung blieb unerfüllt – ich konnte sehr lange keine Unterstützung von außen annehmen und meine kindliche Fähigkeit, schöpferisch tätig zu sein, wurde schon damals gebremst.
Dort, wo Kreativität gehemmt oder blockiert wird, entsteht ein tiefer Einschnitt im Selbstvertrauen eines Kindes. Auch dies ist eine Wunde, die viele von uns noch offen mit sich umhertragen.

Die berühmte Trotzphase
Mein *Nein* war etwas ganz Furchtbares. Anscheinend störte es meine Eltern so sehr, dass ich sehr oft Prügel erhielt.
Hast du Erinnerungen an deine ersten Nein-Versuche? Gestehe es dir ein, auch wenn jetzt ein paar Tränen rollen. Nur du selbst kannst so Schritt für Schritt entdecken, wo die Ursachen für deine Wunden liegen.
Die Trotzphase spielt eine wichtige Rolle, denn hier erfahren die meisten Kinder, wie macht- und bedeutungslos ihr Leben sein kann, wenn mit Druck oder Gewalt verhindert wird, dass das Kind eigene Wege geht. Den eigenen Willen zu akzeptieren, den das Kind entwickelt, fällt auch heute noch vielen Eltern schwer. Wie wichtig diese Phase ist, kannst du in vielen Büchern nachlesen. Manchen macht dieses Thema Angst. Das sollte dann in einer Therapie bearbeitet werden. Deshalb möchte ich hier nicht näher darauf eingehen. Wenn du merkst, dass die Wurzeln deiner Wunden tiefer liegen, scheue dich nicht, professionelle Hilfe anzunehmen.

Spielzeug
Wie war es mit deinem Lieblingsspielzeug? Einige besitzen heute noch Teddys und Puppen aus jener Zeit, die meist schon eine halbe Ewigkeit zurück liegt. Wie wichtig so ein Seelentröster ist, zeigen mir die abgenutzten Schmusedecken und

die geflickten Stofftiere meiner Kinder immer wieder. Diese Dinge helfen, sich beschützt und nicht allein zu fühlen, wenn die ersten Abnabelungsprozesse stattfinden.
Ich fand mein Spielzeug oft unter den Aggressionen meines Vaters kaputtgeschlagen im Keller wieder. So weit ich mich erinnere, gab es solche Wutausbrüche entweder zu Weihnachten oder kurz danach. Und seitdem ich das Innere Kind in mir wiedergefunden habe, kann ich mich sehr gut erinnern!

Durch Spielzeug kann neben Freude auch Leid und Schmerz aktiviert werden. Hier finden sich viele Wunden, die in all den Jahren nicht heilen konnten. Auch wenn es nur eine Puppe oder ein Teddy war, der von den Eltern aus Unachtsamkeit weggeschmissen wurde, weil ein neuerer, ein besserer Teddy unter dem Tannenbaum lag. Was gut gemeint ist, kann in einer Kinderseele ganz andere Gefühle hervorrufen.
Der Verlust seines Begleiters ist für ein Kind ähnlich schwer zu verkraften, als wenn ein geliebter Mensch stirbt. Vieles wird von Erwachsenen aus Unachtsamkeit oder aus einer Unwissenheit heraus getan und es wäre falsch, hier mit Vorwürfen zu reagieren.

🗋 Sollten dennoch Gefühle dieser Art hochkommen, dann notiere es, ohne weiter darüber nachzudenken. Schreibe die Überschrift „Anklage“ darüber und lege diesen Zettel in dein Tagebuch. Du wirst ihn in einem späteren Kapitel brauchen und vielleicht sogar froh sein, dass du dir das hier schon aufgeschrieben hast.

Stabile Bezugsobjekte
Ein stabiles äußeres und später inneres Bezugsobjekt, kann zum einen das Zuhause sein, in dem wir aufgewachsen sind, zum anderen können es beispielsweise Einschlafrituale sein. All das hilft uns, das Alleinsein lernen zu können. Gerade hier kommt es immer wieder zu Komplikationen und Konflikten, denen das Kind ausgesetzt ist.

Für meine Eltern war es wohl selbstverständlich, dass ich oft bei meinen Großeltern war. Wie zerrissen ich mich fühlte, wie sehr ich unter Heimweh litt, haben sie bis heute noch nicht begriffen. Ich wusste lange Zeit nicht, wo ich wirklich hingehörte. Sicher werden einige jetzt sagen, dass man als Kind noch kein Empfinden dafür hat; doch dem muss ich widersprechen. Ich wusste sehr wohl, wo ich zu Hause war und fühlte mich somit eher abgeschoben, nicht gewollt. Vielleicht hätte es geholfen, wenn sich meine Eltern mir mitgeteilt hätten; mir erklärt hätten, warum diese Situation jetzt so ist oder warum bestimmte Dinge anders verlaufen, als ich es gewohnt war. Ich bin sicher, dass ein Kleinkind das andeutungsweise verstehen kann und auch ein Recht hat zu erfahren, warum es plötzlich woanders schlafen soll, als in seinem eigenen Bett.
Bis heute sind mir auch Abschiedsszenen zuwider und es hat lange gedauert, bis ich mit 38 Jahren lernte, mein Alleinsein zu akzeptieren und es sogar freudig annehmen konnte. Ich verbinde mit diesen Gefühlen automatisch eine Art der Vernachlässigung. Neben körperlichen Übergriffen selbst scheint in der Vernachlässigung eine der Hauptursachen für seelische Wunden zu liegen.

Oft äußern sich diese Wunden erst Jahre später. Sie werden vor allem in unserem Verhalten unseren Mitmenschen gegenüber sichtbar. Es ist, als sei man „anders" als die meisten Menschen; als stimme etwas nicht mit uns und ein teuflischer Kreislauf aus Krankheiten und körperlich-seelischen Auffälligkeiten nimmt meist schon vor der Pubertät seinen Lauf. Die ersten Versuche, das zu ändern, sind meist zum Scheitern verurteilt. Man zieht sich automatisch zurück und will allein sein.

Ich empfinde nichts mehr, spüre eine Starre auf meinen Wangen, die mich nicht mehr lachen lässt. Mein Empfinden ist mir fremd und es fällt mir unsagbar schwer, Worte zu finden. Wenn diese Wunde berührt wird, schreie ich nicht mehr vor Schmerz auf wie ich es als Kind tat, sondern ich verstumme. Ich spüre gegen all

meine Vernunft den Zwang wegzulaufen, einfach nur wegzurennen. Anstatt zu handeln, überfällt mich tiefste Müdigkeit.
Es kann die Hölle sein, sich diesen Zuständen, die plötzlich aus dem Nichts auftauchen und den Geschmack der Kindheit hinterlassen, ausgesetzt zu fühlen. Oft werden diese Zustände durch Träume eingeleitet, in denen sich Erinnerungen aus der Kindheit spiegeln.
In meinem Fall waren es immer wiederkehrende Träume von dem Hochhaus meiner Großeltern, die seltsamerweise erst anfingen, als ich mit 18 Jahren von zu Hause weg ging und heiratete. Niemand verstand die Sprache meiner Seele. Ich litt an Essstörungen und Depressionen; später erkrankte ich an Polyarthritis und schließlich sogar an Krebs. Jahr für Jahr arbeitete ich mich in die Tiefe – irgendwann landete ich im Keller jenes grausamen Geschehens, dass mir damals – und auch heute noch – die Sprache verschlug. Doch bis dahin hatte ich nicht einmal eine Ahnung, dass es ein Inneres Kind in mir geben könnte. Ein Kind, das sehnsüchtig wartete, dass ich mich endlich auf dieses kleine Wesen besann. Aber ich war noch lange nicht dazu bereit. Es sollte noch Jahrzehnte dauern, bis ich endlich in der Lage war, in mich hineinzuhorchen und zu erkennen, wer ich wirklich war und bin.

Du hast dir dieses Buch gekauft, um dich zu heilen. Vielleicht musstest du lange überlegen, ob du es dir kaufst. Vielleicht dachtest du, dass jetzt ein unmöglicher Zeitpunkt ist, um sich mit dir und deinen Gefühlen zu beschäftigen. Schließlich können alte Verhaltensmuster ziemlich schmerzen, wenn sie ins Bewusstsein gelangen. Oder aber du stellst dir jetzt ängstlich die Frage, was auf dich zukommen mag, wenn du dieses Buch durcharbeitest. Eine Veränderung findet auf alle Fälle statt. Schon jetzt in diesem Augenblick, während du diese Zeilen liest. Deshalb solltest du ab und zu deine Gedanken auf dich, auf deinen Körper lenken, um die Veränderungen wahrzunehmen. *Gedanken besitzen die Macht, alles zu verändern!*

Entschließe dich jetzt, die Vergangenheit ab sofort zu ändern, indem du dir Freude in dein Leben einlädst und mit Freude und Dankbarkeit neue Einsichten und Erfahrungen für dich annimmst. Es kann schon eine Freude sein, diese Dinge hier zu lesen...

Wenn solch eine *Reise ins Ich* kommt, ist das durch folgendes Symbol (☉) gekennzeichnet.
Einige Symbole werden dir in diesem Buch immer wieder begegnen. Am Ende des Buches findest du eine Übersicht über die Bedeutung der unterschiedlichen Zeichen, die ich für die Anleitungen ausgewählt habe.

Hole dir nun einen Stift und ein Blatt Papier – oder besser: lege dir ein großes Tagebuch bereit. Oftmals werden dir die Worte fehlen, dann kannst du statt dessen ein Bild malen. Ein Tagebuch eignet sich hervorragend, um alle wichtigen Stationen festzuhalten, die du nach und nach mit diesem Buch erarbeiten wirst.
Du wirst noch Jahre später aus dieser Quelle der Kraft schöpfen können, die du dir selbst geschaffen hast. Das Buch bietet dir aber auch Raum für Deine Arbeit. Dazu habe ich Leerseiten eingefügt oder einzelne Abschnitte, wo du deine Gedanken aufschreiben kannst. Dieses Buch ist daher nur für dich bestimmt. Es sollte seinen festen Platz in Deinem Bücherregal haben und nicht ausgeliehen oder verschenkt werden, sobald du es durchgearbeitet hast. Es kann sein, dass du es immer wieder benutzt und jedes Mal kannst du neue Entdeckungen machen. Mit einmal lesen und weglegen ist es nämlich nicht getan. Dein Inneres Kind entscheidet mit, wie langsam oder schnell dieser ganze Prozess dauern wird.
Fang' also gleich an, denn das erste Kapitel hat bereits einige wichtige Dinge angesprochen. Es geht hier um die Ursachen Deiner Wunden. Sollte dir auf Anhieb nichts einfallen, dann kümmere dich nicht weiter darum. Sie werden dir ganz von al-

leine deutlich vor Augen treten oder sich in deinem Körper bemerkbar machen, wenn du dafür bereit bist.

⊙ Du kannst diese Übung entweder im Sitzen oder im Liegen machen. Wichtig ist hier, dass du dich wohl fühlst. Es kann auch sein, dass du einschlafen möchtest. Wehre dich nicht dagegen, denn Dein Körper zeigt dir, was er braucht.
Konzentriere dich jetzt ganz auf dich.
Versuche tief ein- und auszuatmen. Spüre, wie sich Dein Körper anfühlt. Wie Dein Atmen den Brustkorb hebt und wieder senkt. Lass dir Zeit!
Wenn du magst, schließe die Augen. Lege das Buch zur Seite, nachdem du dir folgende Frage gestellt hast:

Was spüre ich in diesem Augenblick?

Halte bitte deine spontanen Gedanken schriftlich fest.
Benutze dazu dein Tagebuch und schreibe ganz groß als Überschrift „ALTE WUNDEN".
Dann lege einfach los und denke nicht weiter nach.
Wenn es nicht auf Anhieb so klappt, wie du dir das vorstellst, dann sei nicht entmutigt. Hier kommt es darauf an, dass du lernst, dich selbst wahrzunehmen, deinen Körper zu spüren und anzunehmen.
Genieße einfach den Zustand der Entspannung.
Du kannst deine Antworten auch direkt hier in dieses Buch schreiben.

ALTE WUNDEN

Wenn du bereit bist, dann stell' dir die zweite Frage:
Will ich meinem Inneren Kind begegnen?
Auch hier kannst du Gedanken und Bilder die aufkommen, Gefühle, die dich „überkommen“, einfach aufschreiben oder zeichnen.

Während des Tages solltest du dich nur mit diesen beiden Frage beschäftigen. Oftmals scheint es keinen Zusammenhang zwischen dem, was um uns passiert und den beiden Fragen zu geben. Achte trotzdem auf dein Gefühl – halte Augen und Ohren weit offen und suche in dir nach ehrlichen Antworten.

Hast du vielleicht das Gefühl, dass dir das Buch nichts bringt, dann lege es einen Moment zur Seite. Am besten so, dass du es nach drei Tagen wiederfindest und stelle dir dann erneut die Frage, ob du dein Inneres Kind kennen lernen möchtest.
Hier ist nämlich ein Schlüssel verborgen!

Du musst das Innere Kind – was nichts anders als deine verletzte Kinderseele, deine damaligen Gefühle und Empfindungen sind – zu dir einladen, sonst wirst du das kleine, zarte Wesen nicht finden können. Nur wenn du bereit bist, wird es diese Einladung dankbar annehmen und sich zu dir gesellen können.

Wichtig ist auch, dass du dir Zeit gibst. Oft will unser Unterbewusstsein nicht, dass wir in die Tiefe hinabsteigen. Es wehrt sich mit allen logischen Argumenten, die du sicher kennst:
So ein Blödsinn, was soll das denn?
Tagebuch führen, Bilder malen – ich bin doch kein kleines Kind mehr...
Ich kann das nicht...
Ich habe keine Zeit dafür...

Das ist meist die Stimme des Erwachsenen in uns, der gelernt hat, alle kindlichen Anteile zu unterdrücken.
Lege den Erwachsenen zur Seite und gib dir einfach Zeit – du bist in Sicherheit, es passiert nichts Schlimmes!

Mitten in der Ewigkeit habe ich den Weg zur dir gefunden. Nur du hast die innere Kraft, den eisernen Willen, mich zu tragen, wenn ich müde geworden bin.
Nur du kannst es!

Mein ewiger Begleiter, den ich in der Mitte der Ewigkeit wiedergefunden habe.
Dort, wo sich unsere Seelen berührt haben.

Das Innere Kind ist immer bei dir.
Es war immer bei dir.
Es ist ein Teil von dir.
Du musst es nur wiederfinden!
Neben Schmerz und Trauer hat es enorme Kräfte und eine Stärke, die dich alles überwinden lässt.

Schon im ersten Kapitel sollte dir bewusst sein, dass nur du dich selbst heilen kannst. Es liegt in Deiner Macht, dir das zu geben, was du brauchst. Als Kind warst du abhängig von anderen, jetzt bist du in der Lage, diese Abhängigkeit zu besiegen und dir das zu geben, was Du brauchst und was Du dir wünschst. Du selbst bist dir der treuste Begleiter, den du dir nur wünschen kannst.

Schon jetzt kann vorweggenommen werden, dass die Suche immer im Innern des Menschen endet. Erst wenn du Liebe und Anerkennung in dir selbst gefunden hast, bekommst du deine ersehnte und emotionale Ruhe. Nur du kannst dir das geben, was du dir wünschst. Du kannst lernen, durch deine positiven Gedanken glücklicher zu werden und in der Fülle dein Leben zu leben.
Das ist das Ziel dieses Buches.
Den ersten Schritt hast du bereits gemacht:
Du bist in Kontakt mit dir – mit deiner Vergangenheit.

Loslassen

Du bist nun einen wichtigen Schritt voran gekommen und wir halten uns auch nicht mehr lange mit den alten Wunden auf. In diesem Kapitel geht es darum, sich von der Vergangenheit zu lösen und das Geschehene hinter sich lassen zu können. Nur du weißt, was dir als Kind angetan wurde. Manche haben es in einer Therapie bearbeitet, manche haben es verdrängt, haben es wieder vergessen und andere schämen sich für das, was passiert ist.

Denke immer daran:

Du bist nicht für die Fehler anderer verantwortlich.
Dich trifft keine Schuld.

Alles was passiert ist hat einen tieferen Grund. Als Kind warst du nicht in der Lage, ihn zu verstehen. Auch als Erwachsener hindern uns oft Vorwürfe, Wut, Hass und auch Stolz, das Fehlverhalten unserer Eltern und unserer Mitmenschen zu verstehen. Wir sind durch diese Emotionen in unserem Handeln und Denken eingeschränkt und wir verlieren uns in unseren Schmerzen. Dabei wäre es so wichtig, endlich diese Gefühle loslassen zu können, die unsere ganze Entwicklung und unser wahres ICH blockieren. Den größten Schaden fügen wir uns selbst zu, indem wir festhalten und nicht loslassen wollen. Indem wir in diesen negativen Gefühlen leben, können wir sie auch gar nicht loslassen, im Gegenteil, wir ziehen sie noch mehr an.

Ich entführe dich jetzt auf eine kleine Waldlichtung. Diese kleine Reise nenne ich *Meditation.* Sie soll dir helfen, innere Ruhe zu finden, egal, wo du bist und wie deine persönlichen Lebensumstände aussehen. Diese innere Ruhe soll dir als Kraftquelle dienen.

👁 Als Symbol habe ich mir dafür das Auge ausgesucht – das geistige Auge.
Mache es dir bequem und lies den folgenden Abschnitt so, dass vor deinem Auge eine kleine Waldlichtung entsteht. Lies den kursiv gedruckten Text Zeile für Zeile durch, schließe danach die Augen und wiederhole ihn für dich. In Gedanken kannst du dir z.B. die warmen Sonnenstrahlen auf deiner Haut vorstellen, wie die kühle Winterluft sie berührt. Rieche die frische Erde und...

Es ist Anfang März, die ersten warmen Sonnenstrahlen durchbrechen die kühle Winterluft und bahnen sich ihren Weg.

Der Boden ist feucht, dennoch angenehm.

Es riecht nach frischer Erde und der Tau hängt noch an den Gräsern, die der sanfte Wind hin- und herbewegt.

Alles ist still. Selbst der Straßenlärm in der Ferne verstummt.

Nur ein Vogel ist zu hören, der seine Flügel im Sonnenlicht ausbreitet.

Du bist ganz allein. Genieße die ersten Sonnenstrahlen. Spüre, wie sie dein Gesicht berühren.

Du fühlst dich wohl und bleibst ein paar Minuten in dieser herrlichen Stille.

Bleibe in dieser Stille, nimm deinen Körper bewusst wahr. Freue dich auf den heutigen Tag, dem du mit frischer Kraft begegnen wirst.

Es kann hilfreich sein, wenn eine gute Freundin oder ein Freund, oder dein Partner oder deine Partnerin dir den Text vorliest und du dich ganz auf die

Vorstellung konzentrieren kannst. Für viele ist das sogar viel einfacher. Oder sprich dir den Text auf eine Kassette.

Wenn du das Gefühl hast, dass du entspannt bist, dass dich keine anderen Gedanken stören, dann lasse folgende Sätze auf dich wirken:

Ich kehre zurück zu meinem Ursprung

Ich werde meine geistigen Kräfte erneuern und erweitern.

Die Wunde in meinem Leben wird lebendig.

Ich werde tiefer zu mir selbst finden.

Die Vergangenheit wird endgültig bereinigt.

Ich werde meine Blockaden überwinden.

Verbleibe noch ein paar Atemzüge in Deiner momentanen Stimmung und lass dieses Bild der Waldlichtung ganz langsam an dir vorüberziehen.
Vergiss nicht, dich von dem Bild zu verabschieden (indem du es aus laut aussprichst) und freue dich, dass du einen weiteren Schritt zu dir selbst gefunden hast. Nimm die Stille mit in dein Leben auf. Sie ist ein Teil von dir.
Das Ankommen und Verabschieden sind in diesem Prozess sehr wichtig. Annehmen und Loslassen, ein Kommen und ein Gehen. Begleitet wird dies durch ein Gefühl von tiefer Ruhe, das du dir immer wieder zurückholen kannst, sobald du diese Waldlichtung mit deinem *geistigen Auge* besuchst. Wiederhole das so oft du möchtest und verzweifle nicht, wenn es nicht auf Anhieb so klappt wie du es dir vorstellst. Gehe Schritt für Schritt vor.

Sinn dieser Übung ist es, dir einen inneren Ort der Ruhe zu schaffen, den du aufsuchen kannst, wenn du im Stress bist.

Viele Menschen hängen tief in und auch an der Vergangenheit fest. Sie verstecken sich hinter Erinnerungen, trauern der schönen alten Zeit nach und merken gar nicht, dass sie unfähig werden, im Hier und Jetzt zu leben. Der Blick zurück ist erlaubt, solange wir uns nicht darin verlieren, aber das Leben sollte im Jetzt stattfinden. Deshalb ist es wichtig, die Vergangenheit, d.h. auch die Dinge, die schön und schmerzhaft für dich waren, loslassen zu können und sie vorüberziehen zu lassen.

So wie du die Waldlichtung besucht hast, so kannst du auch deine Vergangenheit aufsuchen. Doch bedenke, du bist nur ein Gast dort. Heiße die Vergangenheit willkommen, aber verabschiede dich auch wieder von ihr. Wenn du wahren Frieden finden möchtest, dann musst du lernen, ganz in der Gegenwart zu leben – mit all ihren Herausforderungen und inmitten des manchmal unerträglichen Alltagstrubels.

Hattest du Schwierigkeiten, dir diese Waldlichtung vorzustellen? War dir ein Besuch sogar unmöglich? Du solltest an dieser Stelle daran denken, dass sich nichts erzwingen lässt. Habe Geduld mit dir und vertraue deinem Inneren, dass du zu gegebener Zeit dieses Erlebnis nachholen kannst. Vielleicht gibt es andere Möglichkeiten für dich, um in den Zustand der inneren Ruhe zu kommen. Es ist nicht schlimm, wenn du diese kleine Reise noch nicht machen kannst. Bedenke bitte, dass du gerade erst das zweite Kapitel gelesen hast – und aller Anfang ist schwer. Das Buch ist so aufgebaut, dass du einzelne Übungen immer wieder ausprobieren kannst, egal wo du dich gerade beim Lesen befindest.

Ich hatte mit Alpträumen reagiert.
Ich war damals unfähig, mich auf diese Reise einzulassen.
I*ch* träumte die seltsamsten Träume und mein Selbstvertrauen war plötzlich auf dem Nullpunkt angekommen.

Ich fühlte mich nicht in der Lage, diesen Prozess weiter zu verfolgen. Mein Körper reagierte mit Verstopfung und diffuse Ängste machten sich bemerkbar.
Ich hatte die unterschiedlichsten Ausreden parat und merkte fast zu spät, dass ich gerade dabei war, erneut in alte Verhaltensmuster zu fallen. Meine Wunden waren berührt worden und, anstatt diese Berührung zuzulassen – was notwendig für die Heilung ist – lief ich wieder weg. Loslassen – damit haben viele Menschen Schwierigkeiten, weil sie diesen Begriff schwer in die Tat umsetzen können.
Überlege kurz, was du mit loslassen alles verbindest...

Hier ist tägliche Übung angesagt!

Etwas an sich vorüberziehen zu lassen
Wie genau funktioniert das Loslassen?
Für alle, die damit Probleme haben, schlage ich hier eine kleine Übung vor:

Etwas Schlimmes ist passiert und plötzlich kommen die verrücktesten Gedanken in dir hoch oder es überfallen dich regelrechte Panikattacken *(ich habe das erlebt, als ich die ersten Manuskripte zum Buch „Bittere Tränen – Überlebende von sexuellem Missbrauch brechen ihr Schweigen" in den Händen hielt).*

⇨ Versuche dich nicht in die Panik hineinfallen zu lassen. Stattdessen schaue hin und versuche herauszufinden, woher die Panik kommt, warum das gerade jetzt passiert oder was Du nun machen kannst, damit es dir besser geht.
⇨ Ziehe dich zurück und lass die Gedanken, den Schmerz mit dem Bewusstsein zu, dass du jetzt in Sicherheit bist und dir nichts passieren kann. Sage es laut:
Ich bin in Sicherheit, mir geht es gut.

⇨ Lass es einfach zu, ohne zu bewerten, auch wenn Tränen rollen, wenn du dich nicht unter Kontrolle hast. Du musst jetzt nichts tun!

Dein Körper tut alles, um diese Situation zu verarbeiten. Mag sein, dass ihm die Luft weg bleibt – versuche gleichmäßig weiter zu atmen. Meist steht bei Panikattacken die Atemnot im Vordergrund.

Vertraue deinem Körper. Er schafft es, dich mit der notwendigen Luft zu versorgen. Er hat immer für dich gesorgt und dich am Leben erhalten. Vertraue ihm auch jetzt. Gib deinen Widerstand auf und vertraue dir! Scheue dich nicht, hier eine kleine Pause einzulegen und darauf zu achten, wie es dir geht und was dir in den nächsten Tagen alles so passiert.
Ich selbst habe Jahre dafür gebraucht und ich kann nur sagen, dass das Loslassen eingeübt werden muss und nicht automatisch klappt – es ist harte Arbeit. Wenn das alles zu viel war, dann bleibe bei den ersten beiden Kapiteln. Sie sind die Grundlage des Buches.

Gönne dir genügend Freiraum für deine Kreativität. Eine Freundin von mir, die das Buch testen musste, bevor ich es veröffentlichte, brauchte für ein Kapitel jeweils eine Woche. Auch das ist in Ordnung. Du spürst selbst, wenn es weiter gehen soll!

🗋 Schreibe deine Träume ins Tagebuch. Male Bilder, wenn dir danach zu Mute ist. Nimm wahr, welche Farben du bevorzugst. Schreibe auf, was Dir in der Gegenwart passiert, wer dir begegnet. Vergiss nicht, deine Gefühle zu notieren und vergewissere dich, dass du jede Handlung ganz bewusst vollziehst. Übe das Loslassen. Hole dir schöne Erinnerungen aus der Vergangenheit (die Vergangenheit kann schon der Augenblick gewesen sein, wo du dir vorgenommen hast, dieses Buch zu lesen) und bedanke dich für den Augenblick. Dann lass diesen Gedanken einfach weiterziehen. Versuche nicht ihn festzuhalten, indem du das Gefühl, das Erlebnis immer wieder vor Augen holst, sondern lass los. Manchmal hilft auch folgender Gedanke:

Ich danke dir, dass du bei mir warst, dass ich dich erleben durfte. Ich danke der Erinnerung, dass sie mich besucht hat.

Lerne mit deinen Gedanken ganz bei dir zu bleiben. Kümmere dich nicht darum, was andere sagen oder tun könnten. Löse dich von den Meinungen anderer. Du kannst das selbe Muster wie oben verwenden.

„Richte Dein Segel nach den Sternen und nicht nach den Lichtern anderer Schiffe."

(Verfasser unbekannt)

Der 1. Schritt

Wenn du gedacht hast, dass wir schon voll und ganz in der Arbeit drin stecken, die sich mit der Heilung des Inneren Kindes beschäftigt, dann hast du dich geirrt. Die beiden vorangegangenen Kapitel waren mehr eine Art Vorbereitung, um dich ganz langsam auf die Heilungsprozesse aufmerksam zu machen, die dein Körper in Gang setzen kann.

Hinter vielen Wunden aus unserer Kindheit verbirgt sich ein Trauma (schwere seelische Verletzung). Dem einen ist es bewusst, den meisten von uns eher nicht.

Die durch ein Trauma ausgelöste Erstarrung lässt sich durch Bewegung auflösen.

Die Bewegung des eigenen Körpers ist ein wichtiger Punkt, dem wir in diesem Kapitel größte Aufmerksamkeit widmen wollen.
Lass mich mit der einfachsten Bewegung anfangen – der Atmung.
Atmen bedeutet mehr, als nur Luft zu holen. Dass unsere Gefühle direkt mit der Atmung zu tun haben, zeigen viele körperorientierte Psychotherapieverfahren, die gezielt Einfluss auf die Atmung nehmen. Ein verbesserter Atemfluss kann verschüttete Erinnerungen in unser Bewusstsein holen, sowie Selbsterkenntnis fördern und einen Zugang zu eigenen Körperempfindungen schaffen. *Sei darauf vorbereitet, dass eine tiefe Atmung vielleicht auch Erinnerungen an dein Trauma hervorholen kann. Wenn es dir zu intensiv und zu viel wird, brich ab und schau,*

was dir gut tun könnte. Durch das richtige Atmen strömt viel Sauerstoff ins Blut. Dazu muss die Atembewegung vom Zwerchfell ausgehen (Bauchatmung), denn nur so kann sich die Lunge bis zu ihrer vollen Kapazität füllen. Gewöhne dir auch an, durch die Nase einzuatmen. Es ist viel angenehmer, angewärmte Luft einzuatmen.
Probiere es ruhig aus: Schließe die Augen und atme einmal ganz tief und langsam durch die Nase ein und durch den Mund wieder aus. Dann atme ebenso langsam durch den Mund ein und durch diesen wieder aus.
Spürst du einen Unterschied?
Diejenigen, die Yoga machen, wissen, wie wichtig die Atmung bei der Bewegung ist. Jede Bewegung beginnt mit einem tiefen Atemzug. Auch ich werde in späteren Übungen darauf zurückkommen.

Unter diesem Symbol findest du interessante Anleitungen für Übungen zur Körperwahrnehmung. Bitte beachte dabei, dass du diese Übungen nicht kurz nach dem Essen durchführst. Ich habe die besten Erfahrungen morgens nach dem Aufstehen oder im Laufe des Vormittags gemacht.

Stelle dich aufrecht hin, die Füße etwa schulterbreit geöffnet und strecke deine Arme nach oben, als wolltest du an die Decke fassen. Spüre, wie sich die Muskeln im Rücken dehnen. Lass die Arme vorsichtig fallen und schüttle sie aus.
Strecke nun deinen Hals und hebe dein Kinn in Richtung Decke. Es darf weder Schmerzen verursachen, noch sollten Wirbel im Halsbereich knacken. Schüttle den Kopf vorsichtig hin und her.
Nun hebe das linke Bein an, strecke es nach vorn und berühre mit der Fußspitze den Boden. Schüttle das Bein aus und stelle es zurück in die Ausgangsposition. Strecke nun das rechte Bein ebenso von dir in Richtung Boden. Vergiss dabei das Ausschütteln nicht.

Lege dich nun langsam mit dem Rücken auf den Boden. Als Unterlage kann eine Decke dienen.
Schließe die Augen und atme ganz entspannt und tief durch die Nase ein, halte die Luft kurz an und atme langsam durch den Mund aus.
Lege deine Gedanken auf den Luftstrom und transportiere sie durch das Ausatmen nach außen. Spüre nach, wie sie den Mund verlassen und sich verflüchtigen.
Atme erneut tief durch die Nase ein und spüre, wie dabei neue Kraft in deinen Körper strömt. Sie reinigt jede Zelle und befreit sie von Schadstoffen. Auch jetzt atmest du langsam durch den halb geöffneten Mund wieder aus.
Konzentriere dich nun auf deinen Körper. Achte beim Einatmen darauf, wie sich der Brustkorb hebt und wieder senkt, wie sich die Muskeln bewegen und der Körper mit frischem Sauerstoff versorgt wird.
Zu Beginn reichen fünf bis acht Atemzüge aus. Später kannst du die Zahl der Atemzüge nach Wunsch steigern. Noch einmal zusammenfassend:

- durch die Nase einatmen und durch den Mund ausatmen
- deine Gedanken auf den Luftstrom legen
- durch den Mund verlassen sie den Körper
- durch die Nase *neue Kraft* einatmen
- spüre die Reinigung in deinem Körper
- achte auf die Bewegung deines Körpers

Über die Atmung können vergessene Erinnerungen und Gefühle spontan hervorkommen, deshalb solltest du dir nach einer Atemübung Zeit nehmen, Deine Gedanken aufzuschreiben. Mit dem bewussten Atmen schenkst du deiner Seele Aufmerksamkeit und sorgst dafür, dass du dich wohlfühlst. Du kannst so sogar körperliche Beschwerden und Schmerzen „wegatmen“ (wir Mütter und Väter kennen das aus dem Kreißsaal). Das bewusste Ein- und Ausatmen dient auch dem Stressabbau, so

dass wir besser im Alltag und mit Krisensituationen zurecht kommen. Du wirst später noch regen Gebrauch davon machen können, wenn es um die Heilung des Inneren Kindes geht.
Für eine Atemübung steht folgendes Symbol: ≋
Es wäre sinnvoll, vor jeder Körperübung eine Atemübung zu machen. Du kannst dann wählen, ob du die Übung im Stehen oder lieber im Liegen durchführen willst. Wichtig sind dabei folgende Punkte:

- Mache die Dehnübung, bevor du mit der Atemübung beginnst

- Atme durch die Nase ein und durch den halbgeöffneten Mund wieder aus

- Schicke deine Gedanken über das Ausatmen aus deinem Körper und atme durch die Nase neue Kraft ein

- Konzentriere dich auf deinen Körper. Erlebe jede Bewegung und Reaktion ganz bewusst

- Atme langsam und genieße jeden Atemzug aufs Neue.

Diese Übung kannst du zur Entspannung zwischendurch einsetzen: in der Schule, im Büro, wenn du an der Kasse im Supermarkt stehst – oder auf einer Waldlichtung.

(Wundere dich nicht über Wiederholungen in diesem Buch. Sie sind ganz bewusst eingefügt!)

🗋 Notiere nach der Atemübung deine Gedanken und Gefühle, evtl. auch Deine körperlichen Symptome in deinem Tagebuch oder gleich hier in diesem Arbeitsbuch:

Der nächste Schritt ist eine Bewegungsübung.
Wie bereits erwähnt, kann dadurch die Erstarrung gelöst werden, die mit einem Trauma einhergeht.
Die leichteste Art der Bewegung ist für viele der Tanz. Er ist ein Mittel, um Lebenslust und Lebensgefühl auszudrücken.
Da der Tanz Körper und Geist in Trance versetzen kann, war er schon immer Bestandteil heilender Rituale.
Unser sogenanntes „Körpergedächtnis" speichert alle Erfahrungen und Gefühle – durch den Tanz können wird das alles ausdrücken: wir zeigen durch die Bewegung, welches Körperbild wir haben, das die Grundlage für unser Selbstbewusstsein und Selbstverständnis ist.

☝ Ziehe dir bequeme Kleidung an und lege deine Lieblingsmusik auf. Hörst du den Rhythmus? Lass deinen Körper durch Bewegung sprechen. Höre auf deinen Körper, vergiss Tanzschritte und gesellschaftliche Normen. Wenn dir danach ist, sing mit oder lass einfach die Laute heraus, die der Kehlkopf bildet. Vergiss dabei nicht, immer wieder tief ein- und auszuatmen!

Atme deine Gefühle, deine Gedanken aus und atme neue Kraft und Freude durch die Nase wieder ein.

Hast du während der letzten beiden Übungen bereits dein Inneres Kind entdeckt? Vielleicht kauert es noch schüchtern in einer Ecke oder blinzelt verschämt und neugierig aus dem Dunkeln hervor, um dich zu beobachten. Lade das kleine Mädchen oder den kleinen Jungen ruhig ein, näher zu kommen, sich an den Bewegungen zu erfreuen. Nenne es ruhig beim Namen!

Meine kleine Petra brauchte ein paar Tage, um wirklich bei mir anzukommen. Sie war mir so fremd, dass ich sie gar nicht erkannte. Erst eine Erinnerung ließ mich eine Einladung aussprechen. Ich nahm das kleine Mädchen, das ängstlich in der Ecke stand, in meine Arme und wiegte es automatisch nach dem Rhythmus der Melodie. Wie ein kleines Baby schaukelte ich sie in meinen Armen, während mir die Tränen über die Wangen liefen. Wie sehr hatte sie sich danach gesehnt, wie sehr hatte sie es vermisst – wie sehr hatte ich es vermisst!
Diese erste Begegnung mit meinem Inneren Kind kam nach einer sinnlichen Tanzstunde. Ich liebe Bauchtanz und überhaupt alle orientalischen Klänge. Da fängt mein Blut an zu wallen, die Füße fangen an zu wippen und alles scheint in Bewegung zu kommen. In so einer Stunde hatte ich die kleine Petra entdeckt und lachte Tränen vor Freude.

Scheue dich nicht, deinem Tanz durch vielleicht auch unbeholfene Bewegungen Ausdruck zu verleihen. Eine Rollstuhlfahrerin schrieb mir einmal folgenden Brief:

...meine Beine sind von frühster Kindheit an gelähmt und ich kann nicht einmal die einfachsten Dinge im Leben – sprich auf Toilette gehen. Doch seit ich mit der Heilung des Inneren Kindes anfing, spüre ich zum ersten Mal wieder richtige Wut in mir. Sie entstand irgendwo zwischen den Basstönen und meinen Fingerkuppen – und durchfuhr nach und nach meinen ganzen Körper. Diese Wut zu spüren, sie durch das Klatschen der Hände und durch das Trommeln und Schlagen aus mir herauszulassen, war für mich wertvoller als alles andere, was ich bisher ohne meine Beine gemacht habe.

Durch das Tanzen kommen wir mit unserer persönlichen Kraft in Kontakt und wir können unterdrückte Gefühle befreien, die uns schon jahrelang belasten und einengen.
Das Tanzen ist ein wichtiges Element in der Kali-Meditation, die später in diesem Buch ausführlich behandelt wird, wenn es

darum geht, die Erinnerung an unseren inneren Schmerz herauszulassen. Jenen Schmerz, den man uns als kleines Kind zugefügt hat.

Bewegung ist auch möglich, wenn wir körperlich eingeschränkt sind!

🗋 In diesem Kapitel ging es in erster Linie um die Körperwahrnehmung, die wir durch richtiges Atmen und durch Bewegung erlernen können.

✍ Schließe dieses Kapitel mit einer Atemübung. Es reicht vollkommen aus, wenn du tief ein- und ausatmest und dir bewusst machst, wohin der Atem in deinem Körper fließt.

Ich empfehle dir zur Unterstützung die CD *Herzöffnung* von Vatika B. Jakob, die diese Atemübungen mit wunderbarer Musik unterstützt. Es ist eine begleitende Meditations-CD (mit einer Anleitung im Innenteil der CD), deren Musik allein schon zur Entspannung einlädt und. Weitere Angaben zur CD findest du hinten im Buch.

Nimm dir ein Blatt Papier, oder nutze die nächste Seite, und male deinen Atem! Nimm die Farben wahr, die du wählst und nach welchen Bewegungen dir zumute ist. Trage das Datum ein und gib deinem Werk einen passenden Titel.

Mein Inneres Kind

Dieses Kapitel kannst du ruhig öfter lesen – vor allem, wenn es dir nicht so gut geht. Vielleicht dann, wenn Erinnerungen hochkommen, die unangenehm sind oder wenn es Tage gibt, an denen es weder draußen noch in deiner Seele richtig hell werden will. Es wird immer wieder vorkommen, dass du weinen möchtest, deshalb besorge dir jetzt schon genügend Taschentücher, die du griffbereit in deiner Nähe hast.

Um deinem Inneren Kind begegnen zu können, um es kennen zu lernen, solltest du dir einen Raum schaffen, in dem du dich wohl und geborgen fühlst. Das kann das eigene Bett sein, das kann der Teppich im Wohnzimmer oder die Couch bei einer lieben Freundin oder einem guten Freund sein. Wichtig ist, dass du dich wohl und sicher fühlst!
Wenn du über Meditationsmusik verfügst, kannst du sie jetzt verwenden. Besitzt du noch keine passende Musik zum Meditieren, dann suche dir bitte instrumentale Musikstücke aus, die einen harmonischen, nicht zu schnellen Rhythmus haben. Frage dich, ob das Wort *Herzöffnung* zu deiner Musik passen könnte. Zusätzlich brauchst du noch ein Musikstück, bei dem sich dein Körper so richtig schütteln kann. *Schütteltanz* sollte ein Begriff sein, der zu der ausgesuchten Musik passt.

Du wirst dich bestimmt fragen, ob das für die Begegnung mit dem Inneren Kind notwendig ist. Meditation kann eine sinnvolle Hilfe sein, um einen Zustand der vollkommenen inneren Ruhe zu schaffen. Die Meditation dient in erster Linie der Entspannung. Mit ihrer Hilfe können wir den ständigen Fluss von Gedanken, Gefühlen, Vorstellungen unterbrechen und uns ganz auf uns, auf das Hier und Jetzt konzentrieren. Aufkommende Gedanken und Gefühle werden lediglich registriert und

nicht weiter beachtet. Ich persönlich würde die Meditation als Rückzug von äußeren Sinneseindrücken bezeichnen. Sie reguliert das vegetative Nervensystem und sorgt für eine seelische Ausgeglichenheit. Ich habe die Erfahrung gemacht, dass Meditation die Konzentration fördert und die eigenen Kräfte stärkt, mit denen ich meine Gefühle besser im Gleichgewicht halten kann. Ebenso finde ich einen Zugang zu meinen inneren Ressourcen – ein ganz wichtiger Schritt, um meinem Inneren Kind zu begegnen.
Wenn du Interesse daran hast, kannst du einen Kurs bei der Volkshochschule belegen. Dort sind die Meditationskurse nicht mit einer Ideologie verknüpft und die KursleiterInnen üben keinen weiteren Einfluss auf dich aus. Denke immer daran – du musst dich wohl fühlen!

Wenn dir der Meditationsgedanke gar nicht zusagt, dann ist das kein Problem. Wichtig ist, dass du deinen Körper bei den Übungen in Bewegung bringst und eine Technik hast, mit der du dich entspannen kannst – ohne einzuschlafen.

Nun ist es endlich soweit. Wir begeben uns auf die Reise, dem kleinen Kind in uns zu begegnen.
Beginne am besten mit einer lebendigen Musik, zu der du dich so richtig ausschütteln kannst. Stell' dir vor, deine Arme und Beine würden aus Gummi bestehen und sich im Rhythmus der Musik bewegen. Später folgen Kopf und schließlich der Rumpf. Schüttele alles aus dir heraus. Erschrecke nicht, wenn sich Geräusche entwickeln – das ist in Ordnung. Lass sie einfach nur heraus. Und vergiss das Atmen nicht! Auch wenn du beim Tanzen automatisch tiefer in den Bauchraum hineinatmest, sollte jeder Atemzug ganz bewusst wahrgenommen werden.

Mache dich frei; diese Bewegungen tun gut und bleibe ganz bei dir selbst. In der Regel gibt es keine Zuschauer und du kannst dich ganz auf dich und die Musik konzentrieren. Nach etwa zehn Minuten kannst du dich entspannen und langsam in einen Tanz wechseln, der dir angenehm ist. Spüre in dich hinein; nimm deinen Körper wahr.

Wie fühlt sich dein Körper an?

Fühlt er sich leicht an?
Fällt dir das Tanzen schwer?
Wie geht es deinen Füßen?

Auch beim langsamen Tanz sollten zehn Minuten nicht überschritten werden. Am Anfang mag das lang erscheinen, doch wirst du bald merken, dass du diese Zeit benötigst, um deinem Körper etwas Gutes zu tun. Gönne dir diese 20 Minuten!

Belohne dich, indem du dich nun entweder auf einem Bodenkissen setzt oder dich auf dem Boden legst (bitte nicht einschlafen). Du kannst aber auch stehen bleiben, wenn es für dich angenehmer ist. Wichtig ist, dass du dich dabei entspannen kannst.

Spürst du deinen Atem, den Schlag deines Herzens?
Wie fühlen sich Arme und Beine jetzt an?

Atme durch die Nase tief ein und stoße den Atem durch den leichtgeöffneten Mund wieder aus. Genieße diesen Moment. Er ist für dich und dein Inneres Kind bestimmt.

Durch das Ausschütteln wird die Verbindung zwischen Körper und Geist ins Bewusstsein geholt. Das Schütteln hilft uns, diese Verbindung zu spüren und sie lebendig zu halten. Mit der wachgerüttelten Energie kannst du in einen „Harmonietanz" hinübergleiten, bei dem du dich frei zu sanfter Musik bewegen kannst. Spüre deinen Körper, er zeigt dir die Bewegungen.
Vergiss das Atmen nicht!

Hier ist die CD *Herzöffnung* zu empfehlen. Weitere Informationen findest du am Ende des Buches.

Das Atmen kann reinigen und heilen. Gönne dir deshalb nach dem Tanz die nötige Ruhe; denn in der Stille liegen Heilung und Erkenntnis.

Meine erste Empfindung nach dem Schütteltanz im Rahmen eines Seminars war, dass ich weglaufen wollte. Während des Tanzens lief ich in Gedanken um mein Leben. Ich kannte das aus meiner Kindheit und plötzlich sah ich mich als kleines Kind, wie ich vor meinem Vater flüchtete. Ich erlebte die Panik und die Ängste des Kindes noch einmal und sobald das Lied aufhörte, verschwand der Schmerz, der in meinen Füßen damit verbunden war.
Während des Tanzens überkam mich eine Traurigkeit, die mich weinen ließ. Schon lange hatte ich nicht mehr getanzt. Mir fiel ein, dass ich Tanzschulschritte hasste und mich so unendlich steif fühlte. Ich fühlte mich traurig und war froh, als ich mich endlich hinsetzen konnte. In dieser Stille überkam mich eine tiefe Dankbarkeit. Ich spürte die Liebe zu meinem Partner, der mich zu diesem Seminar mitgenommen hatte, um unsere junge Beziehung zu retten.
In mir war eine tiefe Dankbarkeit, ihn in meiner Nähe zu spüren und ich wusste, dass ich auf dem richtigen Weg war.
Kiloweise Gefühle – durch einen Tanz hervorgerufen.

In dir lebt ein kleines Kind, das vor langer Zeit tief verletzt wurde, so dass es sich zurückgezogen hat. Es hatte einmal eigene Wünsche, Bedürfnisse und Gefühle, die es unterdrücken musste, weil es die schwierige Zeit sonst nicht überlebt hätte. Es hat erleben müssen, dass es machtlos, ja sogar bedeutungslos war. Es konnte sich nie so annehmen, wie es war, denn es wurde sehr früh in die Erwachsenenrolle gedrängt.

„Werd endlich erwachsen."
„Du bist doch vernünftig, so etwas macht man nicht in deinem Alter."

„Du bist doch schon so groß, du kannst deiner Mama helfen."
„Jetzt stell' dich nicht so an; ich hatte auch keine Kindheit."
Um den Eltern, den Großeltern und so weiter zu gefallen, schlüpfte das Kind in die Rolle eines kleinen Erwachsenen, in der Handeln und Denken im Vordergrund stand. Plötzlich war das kleine Kind verwirrt, weil die Fähigkeit zu fühlen und zu erleben immer weiter eingeschränkt wurde. Im schlimmsten Fall fühlte es sich schließlich in dieser Opferrolle gefangen, aus der es selbst heute als Erwachsener nicht entkommen kann. Neben dem Verlust der Wahrnehmung für die eigenen Gefühle und diversen Ängsten, wurde das Kind von einer inneren Leere begleitet. Schon sehr früh äußern sich Depressionen – die manchmal von Essstörungen begleitet werden können. Aggressionen werden in vielen Fällen nicht nach außen, sondern gegen sich selbst gerichtet.
Ich kann mich erinnern, dass ich ständig an meinen Fingernägeln kaute, bis der Nagelpfalz blutete. Da half kein Schimpfen und kein bitterer Nagellack aus der Apotheke. Es dauerte drei Jahrzehnte, bis ich verstand, warum ich mich verletzte und damit auch das Verhalten einstellen konnte.
Die innere Einsamkeit machte dem kleinen Kind damals ebenso zu schaffen, wie dem Erwachsenen heute. Um die Einsamkeit nicht fühlen zu müssen, wurde das Innere Kind ignoriert. Es verkümmerte; es versteckte sich in irgendeiner Ecke unserer Erinnerung und litt vor sich hin. Viele dieser Inneren Kinder leiden heute immer noch und so lange wir Kind und Erwachsenen nicht in seiner Ganzheit sehen, so lange wir die unterdrückte Seite in uns brach liegen lassen, so lange können wir unsere Einsamkeit und Leere nicht überwinden.

Es geht bei der Heilung des Inneren Kindes darum, dass du dein Kind wieder annehmen kannst; es so liebst, wie es ist – dass du wieder hinschauen kannst, was es braucht – so dass du schließlich seine Freude und Zufriedenheit spüren kannst. Es geht in erster Linie darum, für dein verletzte Kind zu sorgen – und damit letztendlich auch für dich selbst.

⊙ Was hilft mir persönlich, das verletzte Kind in mir zu heilen?
Lass diese Frage für ein paar Minuten auf dich wirken, bevor du deine Gedanken aufschreibst.
Nimm dir die Zeit, die du brauchst.

Mir kamen sofort Gedanken wie Malen, Schreiben, Zeichnen – mit einem Wort „Kreativität" in den Sinn.
Kreativität bedeutet für mich, meine Gefühle in Worte und Bildern auszudrücken, meiner Fantasie dadurch freien Lauf zu lassen.
Kreativität bedeutet auch, die Traurigkeit und den Schmerz in mir zu spüren; in diesen Gefühlen Schönheit zu finden und ihnen Raum zu geben, damit die Kreativität wirken kann.

Wenn du an dieser Stelle noch einmal deine persönlichen Gedanken zu dieser Frage durchliest, wie fühlst du dich dabei? Hast du einen Weg gefunden, um deinem Inneren Kind zu helfen?

Das ist der erste Schritt. Mache dir bewusst, was dir und deinem Kind gut tun würde und fange damit an! Jetzt sofort! Lege das Buch zur Seite und widme dich ganz dem, was du jetzt brauchst. Es kann eine innige Umarmung sein, es kann ein Tanz, ein Lied sein. Es kann ein Schrei sein – was immer es ist, trau dich! Es ist der Beginn einer wunderbaren Freundschaft. dein Kind hat lange auf diesen Augenblick gewartet.

🗋 Ganz wichtig: Halte deine Erlebnisse, deine Gefühle und Gedanken schriftlich fest, auch wenn es dir schwer fällt. Es kann stichwortartig sein, doch verzichte nicht darauf, denn diese Notizen können dir später helfen, deine Reaktionen zu verstehen.

So wie Essen und Trinken zu deinem Leben gehören, solltest du dir auch angewöhnen, so oft es geht Atemübungen zu machen. Den Atem bewusst zu erleben und zu spüren, welche Kraft er hat, den Körper in Bewegung zu versetzen, ist ein kostbarer Schatz.

Der 2. Schritt

Hast Du schon einmal eine Lebensbilanz erstellt? Es kann wertvoll sein, sich einen Überblick über sein Leben zu verschaffen, wie es bislang verlaufen ist und was man erreicht hat. Es kann aber auch erschreckend wirken, wenn nicht sogar recht niederschmetternd.

Als ich meine Bilanz niederschrieb, fühlte ich mich aus meiner Mitte gerissen. Irgendwo, irgendwann hatte ich meine Mitte verloren. Sätze wie „nicht gut genug zu sein" oder „nicht den Erwartungen anderer zu entsprechen", schockierten mich.
Ich war an einem Punkt angelangt, der mich fast zum Aufgeben zwang. Ich war schockiert, wie viel Macht die Vergangenheit über mein Leben hatte und wie gefangen ich mich fühlte. In mir kamen Bilder hoch, wie ich mit acht Jahren zum Muttterersatz für meine Brüder wurde und plötzlich entdeckte ich diese mir so bekannte Einsamkeit – Momente, in denen ich ganz still werde und mich von allem zurückziehe. Dass zusätzlich Schuldgefühle hochkamen, muss ich nicht näher erläutern – ich sah plötzlich meine Mutter mit ihrem verweinten Gesicht vor mir und hörte die Worte, die mein Leben geprägt haben: „Du bist Schuld..."
Meine Lebensbilanz fiel nicht sonderlich positiv aus, doch ich war gerade dabei, das zu ändern.
Und jetzt bist du dran!

👁 Erinnerst du dich noch an dieses Auge? Lass uns eine kleine Reise unternehmen. Mach' es dir gemütlich, denn wir wollen mit dem Zug verreisen.

***V**or dir steht ein Koffer, der dir gehört. Mehr Gepäck nimmst du nicht mit. In dem Koffer ist nur das Notwendigste drin, das du für diese Reise benötigst. Im Gepäck befinden sich drei Wün-*

sche. Während du in den Zug einsteigst, öffnet sich plötzlich der Koffer und...

Was passiert jetzt?

Die Wünsche sind weg!
Oder konntest du deine Wünsche noch rechtzeitig festhalten, bevor sie aufs Gleis gefallen wären?
Oder musstest du mit Entsetzen feststellen, dass gar keine Wünsche im Koffer waren?
Du stehst mit dem geöffneten Koffer am Gleis und kannst dich einfach nicht beruhigen, dass dir so etwas passieren konnte.

Atme tief ein und fühle nach, wie es dir mit diesen Gedanken geht.

Wenn du dein Leben betrachtest, findest du dort zahlreiche Wünsche, die nicht in Erfüllung gegangen sind. Wünsche, die du vielleicht irgendwann verloren oder aufgegeben hast. Andere Wünsche wurden nie erfüllt. Du spürst vielleicht heute eine leichte Verbitterung, wenn du daran denkst. Möglicherweise entdeckst du jetzt, dass du andere für die Erfüllung deiner Wünsche verantwortlich gemacht hast – oder immer noch verantwortlich machst.
Wie sehen deine Wünsche heute aus?

Einer meiner Wünsche war die Unbefangenheit, mich endlich so anzunehmen, wie ich bin. Ich wünschte mir nichts sehnlicher, als das kleine Kind in mir endlich anzunehmen, mich von meinen destruktiven Gedanken zu befreien, um aus meinem Innersten schöpfen zu können. Ich wünschte mir, endlich gelassener mit den Dingen umzugehen und alles um mich herum bewusster wahrzunehmen.
Das ist der Moment, in dem wir unseren Koffer packen. Visualisiere deine Wünsche, mache sie für dich sichtbar. Schneide

sie aus Zeitungen aus oder male sie auf ein Blatt Papier. Schreibe sie auf und packe sie in deinen Koffer.
Solange man jedoch seine Wünsche nur mit sich in Gedanken herum trägt, werden es immer Wünsche bleiben – und sie werden irgendwann verloren gehen – unerfüllt bleiben. Jetzt ist der Zeitpunkt, an dem du dir deine Wünsche erfüllen kannst. Das kleine Kind in dir hat bestimmt sehnsüchtig auf diesen Moment gewartet.

🗋 Notiere dir hier deine Wünsche. Sobald du deine Wünsche aufgeschrieben hast, kannst du den nächsten Schritt gehen.

Du allein bist für deine Wünsche verantwortlich; es liegt an dir, ob sie in Erfüllung gehen dürfen.

Der zweite Schritt in Richtung Heilung ist das *Bewusstmachen der eigenen Persönlichkeit*, um Abhängigkeiten zu anderen Menschen, aber auch die Abhängigkeit zu Drogen, Konsumgütern usw. auflösen zu können.

Über deine Lebensbilanz kamst du bereits mit deinen Wünschen in Kontakt, und du weißt nun, dass nur du dir diese Wünsche erfüllen kannst. Damit machst du dich unabhängig von anderen. Du bist nicht mehr auf andere angewiesen, da du deine eigenen Wünsche und Gefühle wahrnehmen und dich die erste Stelle setzen kannst. Dieser gesunde Egoismus ist ein Geschenk und dient der Gesundung. Zu lange hast du dich für andere aufgeopfert; jetzt ist es an der Zeit, sich selbst in den Mittelpunkt zu stellen und sich etwas Gutes zu tun.

> Alles was du dir von anderen gewünscht oder erträumt hast – sei es die Zärtlichkeit, nach der du dich sehnst oder das Verständnis, das du dir so sehr gewünscht hast – all das kannst du dir selbst geben, wenn du in der Mitte deines Seins angelangt bist.

Wie finde ich diese Mitte?
Das Innere Kind ist ein ganz persönlicher Teil von jedem von uns, der voller Dynamik, Lebendigkeit und schöpferischer Fähigkeiten ist. Das Innere Kind in uns handelt ganz spontan, ohne lange nachzudenken – es ist unser wahres Selbst. Dieses wahre Selbst finden wir in unserer Mitte, im Zentrum unseres Seins.

👁 Stell' dir eine Kugel vor.
Im Zentrum dieser Kugel befindet sich dein wahres Selbst – so wie du bist, mit all deinen Talenten, Wünschen und Fähigkeiten. So wie Gott dich sieht und wie du dich vielleicht noch nie gesehen hast. Das ist deine Mitte, zu der du gelangen möchtest, um ein erfülltes Leben führen zu können.
Um den inneren Kern zu schützen, haben sich im Laufe der Jahre zwei Schichten gebildet:

Die erste Schicht nenne ich *Schicht der Verletzbarkeit.*
In dieser Schicht befinden sich alle Verletzungen, die in frühster Kindheit Wunden hinterlassen haben. Hier haben wir keine

Kontrolle über unsere Gefühle. Meist wird der Kontakt mit dieser Schicht als tiefer Schmerz empfunden, weshalb eine direkte Konfrontation oft vermieden wird.

Schutzschicht
Weiter außen gibt es eine weitere Schicht, die uns als *äußere Schutzschicht* dient. In ihr sind Krankheiten und Verhaltensweisen, die uns bewusst sind, aber auch Angewohnheiten und Empfindungen, die unser Körper wahrnimmt, lokalisiert. Die meisten von uns leben in der äußeren Schutzschicht und bewegen sich während ihres ganzen Lebens in dieser Schicht, ohne tiefer zu sich selbst vorzudringen. Es ist mehr oder weniger erträglich, dort zu leben, aber vor einem weiteren Vordringen haben wir Angst, denn wir könnten die Kontrolle verlieren, sobald wir auf die Schicht der Verletzbarkeit stoßen. Das ist ein sehr unangenehmer Prozess, der Gefühle entstehen lässt, die wir alle kennen. In dieser Schicht findet die Konfrontation mit den Verletzungen unserer Vergangenheit statt. Hier ist es wichtig, dass du nicht dagegen ansteuerst! Lass deine Gefühle zu, lass dich durch diese Schicht treiben, denn das Zentrum deines Seins zieht dich wie ein Magnet an. Wenn du achtsam mit dir umgehst, kannst weder in der Schicht der Gefühle stecken bleiben, noch kannst du abrutschen. Vielleicht treibst du in die äußere Schicht zurück – auch das ist in Ordnung. Achte auf deine Grenzen und Gefühle. Wenn du dir wünschst, dein Inneres Kind zu finden, um Vergangenes endlich bereinigen und abschließen zu können, dann wirst du die Kraft bekommen, um deine Mitte zu erreichen. Wenn du achtsam vorgehst, kannst du darauf vertrauen, dass du den Schmerz der Verletzung aushältst. Zwinge dich aber zu nichts, vielleicht braucht dein Inneres Kind noch ein wenig Zeit.

> Wenn du in dieser Schicht angekommen bist, kann dir folgender Gedanke helfen: JA, ES DARF SEIN!

Es war die Hölle, als ich durch die Schicht der Verletzbarkeit sollte. Mir ging es schlecht, mein Körper reagierte mit Durchfall. Ich notierte mir folgende Gefühle, die ich durchlitt und verband sie in einem zweiten Schritt mit heilenden Worten:

Ich kann nicht vertrauen – ja, es darf sein.
Ich fühle mich einsam – ja, es darf sein.
Ich fühle einen Schock – ja, es darf sein.
Ich lehne die Liebe aus Verletzung ab – ja, es darf sein.
Ich ziehe mich zurück – ja, es darf sein.
Ich hasse mich – ja, es darf sein.
Ich fühle mich tot – ja, es darf sein.
Ich will nicht mehr leben – ja, es darf sein.

Versuche es! Es hat eine Wirkung, die sich kaum beschreiben lässt. Ich selbst erlaube mir, so zu sein wie ich bin, wie ich mich fühle. Sprich die Worte laut aus, das ist ganz wichtig. Habe keine Angst, schäme dich nicht, auch wenn deine Gefühle und Gedanken noch so verrückt erscheinen.
Es darf sein!

Ich erlaube mir, so zu sein wie ich bin, wie ich mich fühle

Was dir als Kind vielleicht verboten wurde, das darfst du dir und deinem Inneren Kind jetzt endlich erlauben.

Solltest du Probleme gehabt haben, bis zur Mitte hindurch zu dringen, weil die Schicht der Verletzbarkeit dich immer wieder zurückgeworfen hat, dann solltest du dir bewusst machen, dass allein schon der Versuch eine Höchstleistung ist und Anerkennung verdient. Es ist ein Lernprozess und je nachdem,

wie schwerwiegend die Wunden sind, benötigst du Zeit und viel Geduld. Wenn du genau hinschaust, wirst du entdecken, dass du deinem Ziel mit jedem Versuch Schritt für Schritt näher kommst. Lass dir für diesem Prozess Zeit! Andere brauchen Jahre dafür.
Sei nicht enttäuscht, wenn dein Partner oder deine Partnerin nicht auf deine Bedürfnisse eingehen kann oder du ihm/ihr nicht mitteilen kannst, was du brauchst oder dir wünschst. Nicht jeder kann dem kindlichen Teil in uns begegnen und ihn angemessen versorgen. Wichtig ist zu erkennen, dass es zu Konflikten kommen kann, wenn du selbst noch nicht in der Lage bist, für dich zu sorgen oder wenn du unfähig bist, deine Wünsche dem anderen gegenüber zu äußern.
Das ist der hilflose Teil in uns, der sich nach jemandem sehnt, der Verantwortung für uns übernimmt. Wie ein Kind, das seine Eltern braucht, ohne in Abhängigkeit zu verfallen. Diese Phase in der Heilung ist nur von kurzer Dauer. In Beziehungen kann es nun zu schweren Konflikten kommen, weil sich alles verändert. Wenn es zu starken Einschränkungen und Problemen kommt, ist es ratsam, sich an professionelle Therapeuten zu wenden.

Habe Geduld mit dir und bitte deine/n Partner/in, geduldig zu sein. Der Weg in die eigene Mitte kann für dich und deine Umgebung sehr anstrengend sein. Auch hier gilt wieder: Alles was du dir von anderen wünschst, das tu' dir selbst zuerst! Und vertraue darauf, dass du bald in der Lage sein wirst, deine Wünsche und Bedürfnisse mitzuteilen, so dass der andere sie wahrnehmen kann. Versuche, nichts Negatives zu bewerten!

☝ Zum Abschluss dieses Kapitels gönne dir etwas Gutes. Du hast enorme Arbeit geleistet! Belohne dich dafür. Du hast sicher schon festgestellt, was dir gut tut. Wichtig ist, den Körper dabei einzubeziehen und sich jede Bewegung bewusst zu machen. Erinnere dich, was ich dir über das Atmen erklärt habe. Wenn du einen Partner oder eine Partnerin hast, dann frage ihn/sie, ob er/sie dich massieren möchte, wenn du das magst. Eine Körpermassage tut nach diesem anstrengenden Prozess gut. Hast du noch Schwierigkeiten, andere um etwas zu bitten, dann kannst du dir auch selbst ein Vollbad gönnen und über Aromaöle und schöner Musik deine wiedergefundene Mitte genießen.

▶ Vielleicht möchtest du hier etwas einkleben, das dich an schöne Momente erinnert... ?

Beginn der Heilung

Ich hatte schon darauf hingewiesen, welche Bedeutung die Meditation für die Heilung des Inneren Kindes haben kann. Sie ist ein Schlüssel, um den Geist zu öffnen, um Inspiration zu empfangen. Das Yin-Gebet kann dir dabei helfen, egal ob du religiös bist oder nicht.
Wenn du möchtest, besorge dir passende Musik und eine Anleitung dazu. Im hinteren Teil des Buches habe ich ein kleines Register mit den geeigneten Musikstücken und deren Bezugsquellen zusammengestellt. Vieles kannst du online über den dir Edition Lumen bestellen.

Meditation
Meine ersten Übungen machte ich mit 25 Jahren. Damals war es nicht einfach, den Schmerz, der sich nach und nach in Beinen, Rücken und Po bemerkbar machte, zu überwinden. Die Sitzhaltung auf dem kleinen Kissen, das den harten Boden nach wenigen Minuten spürbar werden ließ, war ungewohnt und anstrengend. Es dauerte einige Zeit, bis ich lernte, mich zu entspannen und die Bilder an mir vorbeiziehen zu lassen. Meditieren wurde zu einer Gewohnheit, die mir Kraft gab wie das tägliche Gebet.
Deshalb empfehle ich dir, Meditation auch bei deiner Heilung einzusetzen; sie schenkt dir inneren Frieden, den du brauchst, wenn du in die Mitte deines Seins gelangen möchtest. Aber wie gesagt, du musst dafür nicht religiös sein. Für den Kampf gegen alte Gewohnheiten und Verhaltensmuster ist es hilfreich, dir eine Kraftquelle zu suchen, wo du nach den Anstrengungen immer wieder auftanken kannst. Suche dir eine positive Quelle; verwende keine Zigaretten, keinen Kaffee oder sonstige Suchtmittel, die dir bislang eine Entspannung vorgaukelten. Die Entspannung sollte aus dir selbst kommen. Mit der Zeit wirst

du lernen, dich in der Stille entspannen zu können; ohne Musik, ohne körperliche Verrenkungen.
Meine erste Begegnung mit dem Yin-Gebet führte mich direkt zu meinem Inneren Kind. Ich spürte, wie ich meine Knie beugte, wie ich mich mit der Erde verband und meine Hände zum Himmel hin öffnete. Ich weihte mich Gott, indem ich mich bereit machte, *Sein* Werkzeug zu sein. Ich war das Gefäß, das den Geist Gottes empfängt und damit verbunden alle himmlischen Gaben und Segnungen des Schöpfers. Ich spürte das Licht über mir, ich spürte die Macht des Universums, wie sie durch meinen Körper strömte. In diesem Lichtstrahl versprach ich, anderen von dem zu geben, was ich bekommen hatte. Mir wurde bewusst, wer ich bin, wo mein Platz ist. Mein Platz auf dieser Erde. Mein Platz unter den Menschen, mein Platz in der Ewigkeit. Und ich wusste, ich hatte die Mitte, mein Zentrum des Seins gefunden.
Da entdeckte ich sie wieder.
Schüchtern und ängstlich.
Sie lächelte mich an.
Tränen liefen über ihr Gesicht und ich fühlte, dass es Tränen der Freude und Dankbarkeit waren. Ich war diesen mühsamen Weg gegangen, um dieses kleine Mädchen zu finden, das ich irgendwann verloren hatte.
Es war eine Reise zur kleinen Petra in mir, die lebt und in ihrer Kindheit zutiefst verletzt worden war. Ich spürte zum ersten Mal seit langer Zeit Wut in mir. Meine Wut, die auch ihre Wut war und aus ihrer Hilflosigkeit entstanden war. Sie konnte sich damals nicht mit ihrer Wut gegen die Erwachsenen wehren, also versiegte dieses Gefühl, wie eine Quelle. Ihr einziger Schutz war die Flucht und das Verstecken, das Luftanhalten, das Starrwerden und das Sterben wollen. Sie nutzte diesen Schutzmechanismus, bis sie aus dieser Erstarrung nicht mehr heraus kam. Sie blieb in ihrem Trauma, in ihrer Erstarrung, gefangen.
Zwar hatte sie überlebt, aber sie war nicht in der Lage, den Schock aufzulösen.

So ergeht es vielen Menschen, die Schockzustände erlebt haben. Ich bin da kein Einzelfall. Und was kann nicht alles einen Schock auslösen...
Ich hatte mein kleines Mädchen gefunden und fühlte mich wie die Mutter meines eigenen Ichs. Anstatt Abschied zu nehmen, mich von diesem Wesen zu trennen (diesen Sterbeprozess zu durchlaufen), nahm ich das verletzte Kind in den Arm. Mir wurde bewusst, dass nur ich meinem Kind helfen konnte. Nur ich konnte es trösten und verstehen. Nur ich kann ihm Raum geben, damit Heilung stattfinden kann, indem ich meine Gefühle wahrnehme und bewusst loslasse.
Ich sagte dem kleinen Kind, dass ich es liebe und mir mein Verhalten ihm gegenüber leid täte. Ich reichte dem Mädchen meine Hand und war bereit, sie so anzunehmen, wie es war.
Das war einer der schönsten Augenblicke in meinem Leben. Ich hatte mich wieder gefunden und nun lag die Entscheidung bei mir, was ich aus der Situation, aus meiner Zukunft machen würde.

Folgende Schritte sind notwendig, um dein Inneres Kind zu heilen:

- Rede mit deinem Kind. Versprich ihm, dass du ab jetzt wohlwollend für das kleine Wesen in dir sorgen wirst.

- Schenke dir und dem Kind Vertrauen und Verständnis. Ihr wart lange Zeit getrennt und müsst euch nun ganz langsam wieder kennen lernen. Das braucht Zeit, Geduld und vor allem Achtsamkeit. Achte auf die Wünsche deines Inneren Kindes.

- Habe keine Angst vor Berührungen. Du kannst das Kind ruhig in den Arm nehmen, es streicheln und mit ihm spielen. Wann warst du das letzte Mal auf einer Schaukel oder auf einer Rutschbahn? Scheue dich nicht; es wird dir und dem Kind gut tun!

Vielen Menschen wurde es schon früh untersagt, sich wie ein Kind zu benehmen. Kleckern war verboten und auch Lachen, dummes Herumalbern, banales Wütendwerden. All diese Verbote gelten für dich heute nicht mehr. Genieße deine neue Unabhängigkeit. Du lernst gerade, dich selbst anzunehmen und so wächst auch deine Selbstachtung. Du wirst Möglichkeiten entdecken, ein erfülltes Leben führen zu können. Du hast die Macht und die Kraft aus der Opferrolle auszubrechen und deine innere Leere mit deiner Wahrnehmung zu füllen. Entdecke den Geruch der Blumen, die auf der Wiese wachsen, probiere wie lecker Honig vom Finger schmecken kann. Fühle, wie weich Moos sich anfühlt oder die Federn in deinem Kopfkissen...
Es gibt so viele Dinge, die du neu für dich entdecken kannst.

Hier ist die CD *Vision der Freude* zu empfehlen. Weitere Informationen findest du am Ende des Buches

Denke an dein Tagebuch. Du hast jetzt wichtige Erfahrungen gemacht, die du unbedingt festhalten solltest. Vielleicht möchtest du ein Bild von dir und deinem Inneren Kind malen? Vielleicht das erste gemeinsame Bild seit Jahren. Hier hast du genügend Raum dafür!

Reise zur Wut

Im letzten Kapitel war die Wut bereits ein Thema. Diese wird oft durch falsche Glaubensmuster und gesellschaftlichen Vorstellungen verdrängt. Meine eigene Wut überkam mich zeitweise und war mir völlig fremd, ja sogar unangenehm und peinlich.

☉ / ✋ (bitte besorge dir viele Kissen!)
Ich lade dich jetzt zur *Reise ins Ich* ein. Kannst du dich noch erinnern, wie du als Kind deine eigene Wut erlebt hast?
Hol dir dieses Gefühl wieder ins Bewusstsein, indem du einen Schütteltanz machst. Du kannst das mit oder auch ohne Musik versuchen. Konzentriere dich auf deinen Körper und stelle dir vor, dass du wie eine Marionette an Fäden hängst. Jetzt darfst du dich schütteln; die Fäden halten dich fest, so dass du nicht umfallen kannst. Pass nur auf, dass du keine Gegenstände umwirfst oder dich verletzt.
Nach etwa zehn Minuten folgt eine Atempause. Hole dabei tief durch die Nase Luft und halte die Luft ein paar Sekunden an, bevor du sie aus deinem Mund wieder entweichen lässt. Wiederhole das Ganze fünf Mal. Beim Einatmen kannst du beide Arme langsam hochheben, beim Luftanhalten diese hoch über den Kopf halten, bevor du sie beim Ausatmen wieder in Richtung Boden fallen lässt.
Hast du dir genügend Kissen besorgt?
Jetzt hast du die Möglichkeit, die ganze Wut, die sich über Jahre und Jahrzehnte in dir angestaut hat, endlich raus zu lassen. Diese Wut hast du wahrscheinlich, wie viele andere auch, ständig gegen dich selbst gerichtet und dich auf eine Art verletzt, die vielleicht sogar Spuren hinterlassen hat.

An meiner unterdrückten Wut ist meine erste Ehe zerbrochen und ich war nicht in der Lage, etwas dagegen zu unternehmen.

In der Therapie lernte ich unterschiedliche Verhaltensweisen, die mir aber kaum halfen, wenn ich außerhalb der Therapie mit schwierigen Situationen konfrontiert war. Hier hatten meine alten Verhaltensmuster mehr Macht über mich, als alles andere. Ich hatte nie richtig gelernt, mit meiner Wut umzugehen, weil ich sie einfach nicht rauslassen konnte. Und das ist für mich der richtige Umgang – sie einfach rauslassen, aber ohne Schaden anzurichten.
Wut blockierte mein Leben wie ein mächtiger Sack Zement, der auf meinem Bauch lag und mir das Atmen erschwerte. Dieses Bild hatte ich vor Augen, als ich anfing, die Wut in mir aufzuspüren. Wenn meine älteste Tochter heute zu mir kommt und über Bauchschmerzen klagt, dann brauche ich sie nur zu fragen, worüber sie sich aufgeregt hat. Manchmal bekomme ich dann die geballte Ladung angestauter Wut ab, ein anderes Mal muss ihre kleine Schwester herhalten. Auch deine Wut möchte raus – gib ihr ein Ventil.
Wo hat sich deine Wut versteckt?

Achte bitte während der nächsten Übung darauf, wo sich deine versteckte Wut meldet. Es kann der Kopf, es kann der Bauch, es können auch die Geschlechtsteile sein. Wichtig ist, dass du nicht erschreckst, wenn sich Körperregionen auf einmal bei dir mit Schmerzen bemerkbar machen. Mache dich auf intensive Gefühle gefasst.

Es ist hilfreich eine Kali-Meditation hier anzusetzen. Es reicht aber auch schon aus, wenn du eine laute rhythmische Musik auflegen kannst, soweit es die Nachbarn erlauben. Sie sollte deshalb laut sein, damit dein eigenes Schreien dich und auch andere nicht erschreckt, denn Ziel ist es, durch das Schreien, die Wut herauszulassen.
Sollte dir das zu vulgär oder zu primitiv erscheinen, biete ich dir die Möglichkeit der Kissenschlacht an. Formiere deine Kissen so um dich herum, dass du einen geschützten Raum hast. Auf diese Kissen darfst du dann mit deinen Fäusten schlagen,

so lange und so intensiv, wie du das Gefühl hast, dass es notwendig ist. Keine Angst – es mag vielleicht für andere seltsam aussehen, aber für dich ist es eine Erlösung.

Bist du startklar? (Sichere dich vorher gut ab; achte auf deine Grenzen). Dann kann es losgehen!

⊙ Schließe die Augen und reise zurück in deine Kindheit. Du siehst dich als kleines Kind, das voller Wut ist. Was macht das Kind? Warum ist es wütend geworden? Fühle dich dort hinein. Möchtest du laut aufschreien? Möchtest du deine Fäuste benutzen? Dann tu es, du darfst es! Hau drauf, schrei' los.

Wenn du Probleme hast oder dich unter Druck gesetzt fühlst, dann gehe einfach mit dem Rhythmus der Musik mit. Lass dich treiben, lass raus, was in dir ist, gib deinen Gefühlen nach. Trau dich – du brauchst keine Angst haben. Du bist heute in Sicherheit und gehst wohlwollend mit dir um.

Anfänglich spürst du vielleicht Hemmungen. Der erste Schrei kommt möglicherweise noch zaghaft – *was sollen schließlich die Nachbarn denken?* (Das sollte dir egal sein! Du kümmerst dich um deine Gefühle.) Oder vielleicht zögerst du beim Schlag auf das Kissen – *so etwas macht man doch nicht...* (... doch, du darfst es jetzt! Los, hau drauf!) Befreie dich von deinen Hemmungen. Du schadest niemandem und du wirst staunen, wie gut dir das tun wird!

Nach gut 20 Minuten kann es sein, dass du vor Erschöpfung keinen Ton mehr aus dir rausbekommst. Höre auf, sobald du keine Wut mehr in dir spürst oder wenn sich dein Körper müde anfühlt, erschöpft und – erleichtert. Wenn dein Kopf leer zu sein scheint, wenn keine Gedanken mehr aufkommen, kannst du die Übung beenden. Lege dich nun auf den Boden und genieße den Augenblick. Vielleicht magst du ruhige Musik hören

oder einfach nur ein heißes Bad nehmen? Tu das, was dir jetzt gut tut.
Als ich durch Schreien und Fußstampfen mit meinen Aggressionen in Kontakt kam, war ich entsetzt. Das war ICH? Die aufkeimende Wut wurde durch Schmerzen und Lähmungen sofort erdrückt, doch ein zweiter und dritter Versuch löste schließlich meine Hemmungen auf. Ich schrie und schlug mit beiden Fäusten ins Kissen, stampfte mit den Füßen auf den Boden und schrie meine Mutter an, dass ich nicht mehr will. Ein lautes „NEIN" umgab mich und ich kam mir wirklich wie ein kleines Kind vor, das sich wehrte – mit Händen und Füßen. Es folgte eine Phase des Aufatmens. Ich hatte mich völlig verausgabt. Aber gleichzeitig breitete sich ein neues Gefühl von Lebensqualität in mir aus. Ich wiederholte diese Übung und setzte mich dieses Mal mit meinem Vater „auf der Matte" auseinander und holte später all die Menschen hinzu, denen ich schon immer meine Meinung sagen wollte.

Diese Wut-Übung hilft und weckt ganz neue Lebensgeister. Ein Gefühl von innerer Befreiung macht sich unmittelbar bemerkbar und die Reise zur Wut lässt dich die ganze Lebendigkeit deines Inneren Kindes spüren. Genieße diese Wut mit ihm – der Deckel ist geöffnet, du brauchst die Aggressionen nicht mehr gegen dich selbst richten.

Hier ist die CD *Kali-Meditation* zu empfehlen. Weitere Informationen findest du am Ende des Buches.

🗋 Gönne dir jetzt Ruhe und schreibe die aufgekommenen Gedanken und Gefühle in dein Tagebuch.

WUNDEN DES KINDES

Wenn du hier angelangt bist, kannst du mit dir zufrieden sein. Du hast den schwierigsten Teil der Arbeit fast hinter dir. Viele Menschen leiden darunter, ihr Inneres Kind nicht zu kennen, es nicht zu finden. Viele wissen gar nicht, dass es so etwas überhaupt gibt. Du hast bis jetzt nicht nur dein Inneres Kind kennen gelernt, sondern bist sogar schon dabei, es zu heilen.

Ich komme jetzt zu einem sehr persönlichen Kapitel. Die Wunden des Kindes sind oft der Ursprung unserer Probleme in Beziehungen. Das macht sich beispielsweise bemerkbar, wenn man mit seinem Partner, mit seiner Partnerin intim wird. Diese Wunden bewirken einen Trancezustand, ohne dass wir ein Gefühl für die Realität empfinden. Wir beobachten das Geschehen aus der Perspektive unserer eigenen Kindheit und entdecken dort Misstrauen und ein Nichtverstandenwerden, das wir auf unsere Partnerschaft übertragen.
Um sich diesen Vorgang bewusst zu machen, musst du wissen, dass es drei Arten von Verletzungen gibt, denen das Kind ausgesetzt war.

Verletzung durch Scham und Minderwertigkeit
Dies führte zu einem negativen Selbstbild, die sich in Sätzen ausdrückt wie *„ich bin nicht wertvoll“, „ich reiche nicht aus.“*
Die Wunde entstand durch mangelnde Wertschätzung und Achtung.

Verletzung durch Schock und Panik
Erfährt man unerträgliche, schockartige Eindrücke, d.h. ein Trauma, so kann es dazu führen, dass Denken und Empfindungen taub werden. Diese Wunde wird zum Beispiel durch

Missbrauch und einschneidende Erlebnisse wie Unfälle, Operationen usw. hervorgerufen.

Verletzung durch Vernachlässigung, Verlassenheit, Leere (was meines Erachtens die tiefste Wunde verursacht).
Das Kind findet keinen Sinn und Halt im Leben. Das Gefühl von Einsamkeit übertrifft alles an bisher erlebtem Leid.
Die tiefste Wunde entsteht dadurch, dass Eltern oder Bezugspersonen keine Zeit für das Kind haben und dies vor allem dauerhaft ausdrücken.

Ich war schockiert, als mir bewusst wurde, dass nicht die körperlichen Schläge, nicht der sexuelle oder seelische Missbrauch die tiefste Wunde hinterlassen hat, sondern die Vernachlässigung. Keine Zeit haben – eine Krankheit, die immer mehr Eltern der heutigen Zeit befällt.
Ich höre meine drei Kinder nebenan spielen: „Mama hat keine Zeit, Mama schreibt einen Roman", flüstern sie. Mir bricht es das Herz und mein schlechtes Gewissen schaltet sich ein.
An dieser Stelle wäre es interessant, sich selbst zu fragen: *Wie gehe ich mit meinen eigenen Kindern um?* Wiederhole ich die Verhaltensweisen meiner Eltern? Mache ich die selben Fehler?
Wenn du die Frage mit Ja beantwortet hast, dann solltest du das Buch unbedingt zu Ende lesen!
Wenn du die Frage mit Nein beantwortet hast, dann kann ich nur gratulieren. Mehr als die Hälfte aller Eltern wiederholen die Fehler ihrer Eltern und es ist mutig, sich dies einzugestehen und sich darum zu bemühen, etwas daran zu ändern. Damit durchbrechen wir die Kette für alle, die nach uns kommen.

Wenden wir uns nun wieder dem verletzten Kind und seinen Wunden zu.
Das Innere Kind befindet sich in größter Not und du bist nun an der Reihe zu handeln. Wenn du entdeckt hast, welche Wunden dein Inneres Kind davon getragen hat, solltest du anfangen, dir selbst ein Freund zu sein.

Lass dich nicht im Stich! Achte auf deinen Körper, was will er dir mitteilen? Danke ihm, dass er sich dir nicht verschließt und sich dir auf seine Art anvertraut (vielleicht sogar durch Krankheit oder Schmerzen). Nur du kannst seine Sprache deuten und dementsprechend handeln. Sei zärtlich zu dir und deinem Inneren Kind.

Ich hatte in dieser Phase ein seltsames Erlebnis: Seit Jahren hatte ich Beschwerden im Wirbelsäulenbereich und sollte sogar operiert werden. Als mir klar wurde, dass die Schläge meines Vaters für mich nicht das Schlimmste gewesen waren, spürte ich eine unaussprechliche Leere, die von einer tiefen Traurigkeit begleitet wurde. Mir lief der kalte Schweiß des Entsetzens an meiner Wirbelsäule entlang und mir schoss nur ein Gedanke in den Sinn: „Meine Wirbelsäule weint."
Also fing ich an, mir mit Massagen und mit warmen Bädern etwas Gutes zu tun – alles was meiner Wirbelsäule gut tat – und so spürte ich bald eine Verbesserung. Mein Inneres Kind wurde mit seinem Schmerz endlich von mir angenommen. Ich machte mir bewusst, dass es damals unbeschreibliche Schmerzen ausgehalten haben musste, als mein Vater auf das kleine Wesen einschlug. Ich hatte es ganz vergessen – aber nicht meine Wirbelsäule.

Deshalb meine Aufforderung an dich:

Sei liebevoll zu dir und deinem Körper, zu dir und deinem Inneren Kind. Nur du kannst die tiefen Wunden der Vergangenheit heilen, indem du dem Kind die Beachtung schenkst, die es so sehr braucht.

Zum Schluss solltest du dir etwas Gutes tun.
Frage dich:

⊙ Was brauche ich? Was tut mir jetzt gut?
Lass das, was du bisher gelesen und empfunden hast, noch einmal an dir vorüberziehen – ohne es zu bewerten.

Was würde dir jetzt in dieser Situation gut tun?
Tu es!
Das ist ein wichtiger Schritt, um dich und dein Inneres Kind zu heilen.

Ich klage dich an

Das schwierigste Kapitel dieses Buches befasst sich mit einer Gerichtsverhandlung. Wir haben festgestellt, dass dein Inneres Kind viele Wunden davongetragen hat, die sich bis in dein heutiges Leben auswirken. Wie auch immer du darunter gelitten hast und immer noch leidest – jetzt kommt die Wende in deinem Leben, die alles verändern wird.
Voraussetzung dafür ist, dass du diese Veränderung auch willst. Danach wird nichts mehr so sein, wie es einmal war.

Nachdem ich meine Heilung abgeschlossen hatte, vollzog sich in mir ein Bruch zu meinen Eltern. Sie waren tatsächlich für mich gestorben. Dabei war es nur ein symbolisches Loslass-Ritual (Näheres im nächsten Kapitel), doch ich erlebte dieses Ritual als Befreiung, so dass ich alle Bindungen zu meinen Eltern auflösen konnte. Ich empfand meine Mutter nun eher als eine neutrale Person, die keine Macht mehr über mich hatte. Ich war nicht mehr ihr Seelenmülleimer. Und die ständigen Schuldgefühle, die mir mein Vater vermittelte – nichts wert zu sein. Du bist ein Fall für den Psychiater – all das hatte keine Wirkung mehr. Ich war frei. Ich hatte es endlich geschafft, mich von meinen Eltern zu lösen, mich aus dieser schmerzhaften Abhängigkeit zu befreien.

Die Verhandlung beginnt!
Begeben wir uns nun in den Gerichtssaal.
Ein nicht einfacher Weg, wenn du schon einmal als Zeuge bei einer Gerichtsverhandlung anwesend warst. Die Atmosphäre im Gerichtssaal löst gemischte Gefühle aus.
Heute werden die Menschen angeklagt, die deinem Inneren Kind all das Leid zugefügt haben, das dir bis jetzt bewusst geworden ist.
Und du als Kläger verfasst die Anklageschrift.

🗋 Hole dein Tagebuch oder ein Blatt Papier, sowie einen Stift und beginne, die Person anzuklagen, die deiner Meinung nach *Schuld* an den Wunden deines Inneren Kindes ist.

Beginne mit: ICH KLAGE DICH AN...
Lass dir für deine Anklage ein paar Stunden Zeit. Ziehe dich ruhig zurück. Der „Gerichtssaal" sollte an einem sicheren Ort aus einem weichen Kissen, einer Decke bestehen und du solltest einige Taschentücher bereitlegen. Dorthin kehrst du zurück, wenn du deine Anklageschrift fertig hast.
Darf ich dir ein paar Hilfestellungen geben?

⇨ Gibt es für dich Mängel am äußeren Erscheinungsbild? (Körper, Kleidung...)

⇨...Gibt es Mängel an Charakter und Bildung? (Gewohnheiten, mangelndes Verständnis, Prinzipien Bildung, Schwächen)

⇨ Gibt es ein Fehlverhalten im Umgang mit anderen?
(z.B. in der Sexualität?)

⇨ Probleme im Umgang mit deinen Geschwistern und dir selbst gegenüber? (War die Person ungerecht, hat sie manipuliert?)

Hier darfst du anklagen!
Fühle nach, was für dich stimmig ist.
Beziehe auch deinen Körper mit ein.
Wie fühlst du dich?
Achte auf Schmerzen und notiere sie dir.

🖊 Male dir ein Energiebild von der angeklagten Person.
Dazu nimmst du dir Buntstifte oder Pastellkreide und malst deine Gefühle mit Hilfe der Farben. Stell' dir diese Person vor und gib dich deinen Gefühlen hin.

ICH KLAGE DICH AN!

„Mama, du hast mich nicht gelehrt, glücklich zu sein.“
Mit diesem Satz begann meine Anklage und sie umfasste ganze acht Seiten. Noch heute bin ich von dem, was ich geschrieben habe, erschüttert. Dir wird es bestimmt auch so gehen. Mag sein, dass du gar nicht weißt, wie du anfangen sollst. Die Worte sind zäh, die Gedanken wirr. Wie soll man einen Menschen anklagen, den man liebt?

Das erste Mal ging bei mir voll daneben. Ich habe es nicht geschafft, meine Mutter für all die Dinge anzuklagen, die sie mir angetan hat. Trotz allem wollte ich meine Mutter schützen und war somit in dieser Opferrolle gefangen. Ich konnte ihr Wesen einfach nicht von ihrem Handeln trennen.
Und genau diesen Zustand musste ich durchbrechen. Aber das war leichter gesagt als getan. Wenn nicht jetzt, dann würde ich es nie schaffen – so dachte ich.
Also zog ich mich in mein Zimmer zurück und ließ all die Erinnerungen hochkommen. Ich weinte, ich schrie, ich ließ meinen Schmerz, meine Verzweiflung raus. Spürte, wie ich mich und meine Brüder verteidigte und erklärte meine Mutter schließlich für schuldig...
Es war grauenvoll, doch das Gift war raus.
Und ich war vollkommen erschöpft.

Es kann dir genauso gehen – dass du in der Opferrolle stecken bleibst und nicht alleine rauskommen kannst. Vielleicht solltest du dann diesen und den nächsten Schritt mit einer guten Freundin, mit einem guten Freund oder Deiner Therapeutin zusammen machen. Die Anklage solltest du jedoch allein schreiben. Mit der Anklageschrift gibst du dem Menschen die Schuld, der dir das ganze Leid zugefügt hat.
Das kann dauern, bitte gib dir Zeit! Vielleicht hast du das Bedürfnis, das Buch zur Seite zu legen und nicht weiterzumachen, weil sich die Aufgabe zu schwierig für dich anfühlt? Das ist in Ordnung – auch das akzeptiere. Vielleicht ist es noch nicht der richtige Zeitpunkt für diesen Prozess.

Es ist gut so, achte auf das, was du fühlst.
Wenn du soweit bist und die Anklageschrift verfasst hast, kann der Prozess beginnen:
Knie dich vor die aufgestapelten Gerichtssaal-Kissen und lege Deine Anklageschrift darauf.
Vor dir oder auch neben dir sitzt deine Vertrauensperson und unterstützt dich. Dazu eignet sich natürlich prima dein Therapeut/deine Therapeutin, wenn du dieses Buch als Therapiebegleitung benutzt. Ihre Aufgabe ist es, darauf zu achten, dass du nicht in dieser Anklage und den Gefühlen stecken bleibst.

Beginne mit den Worten: „ICH KLAGE DICH AN!" Du kannst diese Worte auch wiederholen, wenn dir danach zumute ist. Lies die Anklageschrift nun laut vor. Die Verrauensperson braucht nichts weiter zu tun, als dich zu unterstützen, wenn du an dem Punkt angekommen bist, an dem du eine tiefe Erschöpfung spürst und aufhören möchtest. Du brauchst dich für deine Gefühle und deine Ausbrüche nicht zu schämen. Wenn dir nach Schreien ist, dann schreie ruhig. Es ist deine Chance, diesen Schmerz herauszulassen und endlich das sagen zu dürfen, was dich so lange gequält hat.

Meine arme Mutter.
Ich klagte sie für so viele Dinge an, die mir bis zu diesem Zeitpunkt nie in den Sinn gekommen waren. Es war, als löste sich plötzlich ein Deckel und alles Mögliche und Unmögliche an Gedanken, Empfindungen und Körperregungen sprudelte aus mir heraus. Sie wurde von mir nicht nur angeklagt, weil sie mich als Kind allein gelassen hat. Nein, ich klagte meine Mutter an, weil sie mir vorwarf, ich würde die Familie zerstören, weil sie mich immer wie eine Erwachsene behandelt hatte und nie das kleine, verängstigte Mädchen in mir gesehen hat. Sie machte sich über meine Fantasie lustig und lachte mich aus, als ich sagte, dass ich sie liebe. Im gleichen Atemzug tat sie mir so unsagbar Leid. Ich spürte den Teil in mir, der schon lange erwachsen und vernünftig war: jenes Denken und Empfinden,

das mich zu ihrem Seelenmülleiner werden ließ, der mich, behaftet mit dem Helfersyndrom, immer wieder in die Opferrolle presste. Ich opferte mich auf, stellte mich und meine Bedürfnisse zurück. Es brauchte viele Jahre bis ich entdeckte, dass ich außer Essen und Trinken, Schlafen und Arbeiten auch noch andere Bedürfnisse hatte. Ich war mir so fremd, dass ich nicht mal die Maske auf meinem Gesicht entdeckte. Eine lebendige Marionette, die nicht fähig war, die Fäden durchzuschneiden, an denen sie hing.
In mir kam das Gefühl wieder hoch, das mich jahrelang quälte und mit Selbstvorwürfen strafte – ich hatte Mitleid mit meiner Mutter. In dieser Anklage, in all dem, entdeckte ich mein Mitleid für sie.

Wenn dir dein Mitleid einen Strich durch den Heilungsprozess machen will, dann halte dir vor Augen, dass das kleine Kind in dir damals ohne Mitleid mit der schwierigen Situation fertig werden musste. Mitleid hemmt dich bei der Anklage – stell es einen Moment zurück – es wird im nächsten Kapitel seinen Platz finden.

⦿ Welche Gefühle kommen während deiner Anklage in dir hoch? Leg' das Buch zur Seite und denke und spüre eine Weile darüber nach.
Du kannst jederzeit diesen Prozess der Heilung unterbrechen, wenn dir danach zumute ist, doch bitte bearbeite immer wieder den letzten Punkt, den du unterbrochen hast. In diesem Abschnitt ist es wichtig, dass du die Anklage durchführst, sonst war alles bis jetzt umsonst und du musst wieder ganz von vorne beginnen. Es ist einer der schwierigsten Momente für dich, ich weiß – mir ging es genauso.
Mich überkam ein Gefühl des Versagens, aber der Ansporn der anderen Seminarteilnehmer machte mir Mut, so dass ich nicht aufgab. Allerdings musste ich meinen persönlichen Weg finden, um mit dieser Aufgabe fertig zu werden. Ich gehe davon aus,

dass jeder Mensch seinen individuellen Weg finden muss. Nur du weißt, wie weit du gehen kannst.
Ich kann nur von meinen Erlebnissen berichten und dir sagen, dass nach der Anklage die Befreiung kommt. Sowohl für dich, als auch für die Beziehung zu den Menschen, die dir Leid zugefügt haben.

Meine Mutter schrieb einmal in mein Tagebuch, das ich mir zu meinem 34. Geburtstag gewünscht hatte: *„Vielleicht kannst du mir heute verzeihen für die vielen Fehler, die ich dir gegenüber gemacht habe. Es war nicht böse gemeint, es geschah alles aus Angst und Liebe um dich.“*
Ich habe mich oft gefragt, ob ihr die vielen Fehler und Schmerzen überhaupt bewusst waren. Ich glaube nicht. Was auch immer ihr Beweggrund war, ich bin mir sicher, sie hatte einen ganz persönlichen Grund, das zu tun, was sie getan hat.

Und damit möchte ich das folgende Kapitel einleiten, das eines der schönsten im ganzen Buch ist. Es beinhaltet für mich den wesentlichen Kern des Heilungsprozesses für das kleine Kind in uns, denn es bringt uns dem näher, was wir alle in uns tragen. Es führt uns in die Mitte unseres Selbst und trägt uns durch die Schicht der Verletzbarkeit hindurch, wenn wir es zulassen.

ICH SPRECHE DICH FREI

Bevor wir beginnen möchte ich dich auffordern, deine Gedanken, die nach dem letzten Kapitel aufkamen, ziehen zu lassen...
Halte nicht an ihnen fest. Lass alles, was in dir hochkommt einfach an dir vorüberziehen.
Sehr gut eignen sich dazu Meditationsübungen oder gezielte Atemübungen. Wenn du möchtest, kannst du damit beginnen, bevor du weiter liest.

Stelle dich am besten aufrecht hin und konzentriere dich auf deinen Atem. Verändere deinen Atemrhythmus nicht, bleibe ganz bei deiner natürlichen Atmung. Fühle, wie sich der Brustkorb hebt und wieder senkt.

Stell dir vor, du stehst am Strand und dein Atem gleicht einer Welle. Du atmest tief ein, wenn die Welle auf dich zukommt und atmest tief durch den Mund aus, wenn die Welle sich zurückzieht.
Wohin fließt dein Atem?
Spürst du die einzelnen Körperregionen, in die dein Atem strömt?

Spüre den frischen Sauerstoff, die Lebensenergie, wie sie in deinem Körper hineinströmt und ihn reinigt. Lass das Vergangene mit dem Ausatmen aus dir heraus. Indem du das Kohlendioxid ausatmest, machst du dich leichter; dein Körper wird freier.

Hast du Schmerzen in deinem Körper? Dann atme ganz bewusst in diese Schmerzen hinein. Wärme diese Region mit deinem Atem auf. Lass deinen Atem fließen, diesen Schmerz umarmen und atme ihn langsam aus. Wiederhole diesen Vorgang

so oft du es möchtest und denke daran, dass du die Macht hast, dich durch deinen Atem zu heilen. Deine ganze Lebenskraft bekommst du über das Einatmen und du kannst damit Körper und Geist reinigen.
Alte Gedanken kannst du ebenso bereinigen, wie auch negative Gefühle und Stimmungen.
Um die Meditation zu beenden, solltest du dreimal tief ein- und ausatmen.
Nimm deinen Körper wahr. Spüre in dich hinein. Dehne deine Hände, strecke deine Arme aus und heiße deinen Körper willkommen.

Diese Meditation eignet sich sehr gut, um Gedankenballast und Schmerzen loszuwerden. Ich mache sie meist gleich nach dem Aufstehen, weil die Durchblutung angeregt werden kann und so die Aufnahmefähigkeit gesteigert wird. Benutze Musik zu den Übungen – das macht zum einem mehr Spaß und entspannt enorm.

Zurück zu unserem Thema.
Nachdem du nun eine gute Grundlage hast, um deine Gedanken ziehen zu lassen, solltest du dich mit folgender Frage beschäftigen:
Warum hat sich der Mensch, den ich angeklagt habe, damals so verhalten?

🗋 Notiere dir bitte die spontanen Gedanken, die jetzt aufkommen. Sollte dir nichts einfallen, dann beobachte bitte deinen Körper. Vielleicht hat er dir etwas zu sagen.

Mein Körper reagiert meist schon bevor mein Gehirn mir Mitteilungen macht. So war es auch, als ich mir diese Frage stellte.
Überraschenderweise durchzuckte mich plötzlich ein Schmerz in der linken Brust. Ich konnte vor Schmerzen gar nicht mehr klar denken. Ich erinnerte mich in diesem Moment an das, was mir meine Mutter über sich und ihre Kindheit erzählt hatte und es zeriss mir damals als Kind, als ich es von ihr hörte, buchstäblich das Herz.

Meine Mutter wurde 1940 geboren, als der Krieg bereits ein Jahr lang wütete. Ich sah ein kleines, blondes Mädchen mit langen, blonden Zöpfen und traurigen Augen vor mir, das trotz Krieg voller Energie durchs Leben hüpfte. Sie war nicht ruhig zu kriegen, sie sprühte voller Lebenskraft und in ihrem Lachen war so viel Begeisterung. Sie entfachte damit ein lebendiges Feuer, riss alle mit sich und wirbelte um sich herum alles auf. Gleichzeitig war aber auch ein Schmerz zu erkennen!
Viele ihrer Narben konnte ich fühlen und ich sah, wie verletzt ihre Kinderseele war: Meine Mutter kannte ihren Vater kaum, der zwei Jahre nach ihrer Geburt ums Leben kam. Sie litt sehr darunter, ohne Vater aufzuwachsen. Meine Oma musste nun auch den Vater ersetzen und arbeitete von früh bis spät beim Bauern, damit sie Unterkunft und etwas zu Essen hatten. Ich weiß, dass meine Oma sehr verbittert war und dass sie meiner

Mutter dadurch nicht die Liebe geben konnte, die sie so dringend brauchte.
Ich schätze die Kraft und die Energie, mit der sich meine Mutter durch ihr Leben gekämpft hatte. Sie hatte immer versucht, das Beste aus ihrer Situation zu machen. Als Kind hat sie mir das Wichtigeste beigebracht – vielleicht ohne es zu wissen - so dass ich überleben konnte: sie hat mich Beten gelehrt! Sie hatte ein wunderbares Lachen, das man sogar noch ein Haus weiter hören konnte. Auch war ihre Kontaktfreudigkeit ein besonderer Wesenszug, der mir gut tat. Sie war beliebt und gern gesehen.

Durch meine Mutter habe ich (leider viel zu spät) erkannt, dass Selbstaufopferung der falsche Weg ist. Ich sehe heute, wohin sie das geführt hat. Sie ist der Prellbock meines Vaters geworden; ohne eigenen Willen und ohne Durchsetzungsvermögen. Ihre Wohnung ist stets aufgeräumt und klinisch rein. Mir wurde bewusst, dass ich lieber Spinnweben in meiner Wohnung und Staub in den Ecken habe – und mich lieber mehr um meine Kinder kümmere. Meine Mutter hatte zwar den perfekten Haushalt, aber kaum Zeit für uns gehabt.
Meine Mutter – sie war so sehr mit ihren Sorgen und Ängsten beschäftigt, dass sie uns Kinder kaum wahrnehmen konnte. Sie gab ihr Bestes; jedoch erniedrigten sie die familiären Umstände so sehr, dass ihr keine Luft zum Atmen blieb.

Ich sprach meine Mutter frei!

Frei von allen Punkten der Anklage, weil sie selbst ein verwundetes Inneres Kind in sich trägt, das bis heute keine Heilung erfahren hat. Sie hat damals nach bestem Wissen und Gewissen gehandelt. Sie ist nicht Schuld an Dingen, die aus ihrer Unwissenheit und ihrem Unvermögen heraus entstanden sind.

Ich sprach sie frei!

Nun liegt es an dir, den Menschen frei zu sprechen, den du vorhin angeklagt hast.

Beachte dabei folgende vier Schritte.

1. Schritt: versuche, sein Handeln zu verstehen – ohne es zu verurteilen
2. Schritt: versuche, Mitgefühl für sein Unglück zu empfinden
3. Schritt: versuche zu vergeben und zu verzeihen
4. Schritt: nun kannst du loslassen

Freisprechen musst du auf alle Fälle, das gehört mit zur Heilung, egal, wie du jetzt auch empfinden magst. Das mag für einige hart klingen, aber es gibt nur diesen einen Weg, um inneren Frieden zu finden, indem du die Person freisprichst! Du wirst einen Wandel durchleben, der in dir Wunden der Vergangenheit schließt.
Versuche es!

1. Stell dir vor, wie diese Person als kleines Kind war.
2. Wie war die Kindheit? Unter welchen Bedingungen ist dieser Mensch aufgewachsen? Gab es Schicksalsschläge? Wie sah die materielle Situation aus; wie das Verhältnis zu den Eltern und Geschwistern?
3. Sprich eine Anerkennung für das aus, was du von dieser Person bekommen hast, was sie dir mitgegeben hat.
4. Erkenne, dass dich diese Schwächen geprägt haben und du deshalb heute so bist, wie du bist. Drücke ihr deinen Dank oder Respekt aus.
5. Auch eine ganz tiefe Verletzung kann zum Potential werden. Versuche das zu verstehen.
6. Sprich diesen Menschen frei, wenn du soweit bist.

ICH SPRECHE DICH FREI

Gehe nun nach und nach die Liste der Menschen durch, die du vorhin angeklagt hast und die dir Wunden in deiner Kindheit – oder auch jetzt noch - zugefügt haben. Meist sind es die Eltern. Es können aber auch die Großeltern oder Erzieher in einem Heim, im Kindergarten oder Lehrer und Mitschüler in der Schule gewesen sein. Oder später Nachbarn, Arbeitskollegen und – sehr oft sogar - die besten Freunde!

Ich fing mit meinen Eltern an.
Meine Anklage gegen meinen Vater fiel mir wesentlich leichter. Noch heute frage ich mich, ob es wirklich meinem Empfinden entspricht, dass er mich nicht haben wollte. Ich hatte ihn deswegen nämlich angeklagt und es war der erste Punkt auf meiner langen Liste. Seine Worte, dass ich nicht seine Tochter sei, haben tiefe Spuren, ja letztendlich tiefen Zweifel in mir hinterlassen. Ich hatte ihn angeklagt, weil er für mich die schlechteste Vaterfigur war, die sich ein Mensch vorstellen kann. Jetzt im Nachhinein entdecke ich einen der Gründe meiner Lebensunfähigkeit, die genau auf dieser Tatsache beruht. Mein Männerbild war eine Katastrophe. Ich hatte mir doch tatsächlich ständig solche Männer ausgesucht, die meinem Vater vom Charakter und Verhalten her sehr ähnlich waren. Es war schon verrückt - die Anklage war so leicht und jedes Wort – egal wie hart es war – schenkte mir ein Stück Freiheit.
Aber...
Es fiel mir unsagbar schwer, meinen Vater freizusprechen. Das Einzige, das mich immer wieder berührte und das ganz tief in mein Herz gedrungen war, war die Erkenntnis, dass er gar nicht wissen konnte, wie ein guter Vater zu seinen Kindern ist,

weil er es selbst nie erfahren hatte. Auch er war ein Kriegskind. Sein Vater wurde 1946 in Danzig verurteilt und hingerichtet – bis heute weiß er nicht, dass sein Vater ein KZ-Kommandant war. Seine Mutter lebte nach dem Krieg ein Leben, das ihm ein negatives Frauenbild vermittelte. Dennoch blieb die Frage nach dem Warum für eine lange Zeit offen. Warum wurde ich als Kind so misshandelt, dass ich nur noch sterben wollte? Ja, wegfliegen wollte ich, einfach wegfliegen. Und nun sollte ich ihn freisprechen? Diesen Mann, der mein ganzes Leben in Schutt und Asche gelegt hatte; den Mann, dem ich die Schuld gab, dass ich kein normales Männerbild in mir hatte und unfähig war, gesundes Selbstbewusstsein zu entwickeln...

Du wirst vielleicht, so wie ich damals, an einen Punkt gelangen, an dem du plötzlich nicht mehr „blind“ bist, sondern auf einmal Zusammenhänge siehst, was deine Kindheit, dein Verhältnis zu deinen Eltern – und damit auch deine Partnerschaften in der Gegenwart betrifft. Es ist, als wäre ein großes Mosaik vor dir ausgebreitet – du erkennst das System hinter allem.
Das kann ein sehr schmerzhafter Moment sein und du wirst Kraft brauchen, dich durch die Schicht der Verletzbarkeit treiben zu lassen. Jetzt kann es noch einmal zu einer Krise und intensiven Gefühlen kommen. Schäme dich nicht, dir therapeutische Hilfe zu suchen, sobald du merkst, dass du Unterstützung benötigst. Es ist keine Schande – ganz im Gegenteil. Du sorgst dadurch für dich und dein Inneres Kind.

Es hat lange gedauert, bis ich mich endlich von Schuldgefühlen, falschen Glaubenssätzen und Verhaltensmustern befreien konnte. Der endgültige Befreiungsschlag gelang mir durch die Heilung meines Inneren Kindes. Heute treten zwar in bestimmten Situationen immer noch alte Verhaltensmuster auf, deren Heftigkeit und Schmerzhaftigkeit aber längst nachgelassen haben.
Gönne dir Ruhe! Du hast viele wichtige, ja sogar lebenswichtige Schritte unternommen. Allein das hat schon eine gewaltige

Veränderung bewirkt. Vielleicht ist dein Blick, dein Denken und Handeln, klarer geworden. Du siehst und begreifst nun, warum der andere so gehandelt hat, warum es zu diesen Wunden gekommen ist. Dein Herz hat sich geöffnet, du trägst mehr Mitgefühl in dir – du bist weicher geworden. Diese Weichheit ist auch in deinen Gesichtszügen sichtbar geworden. Vielleicht musst du jetzt schneller weinen als früher, bist empfindsamer geworden. All diese Eigenschaften sind etwas Wunderschönes und sie gehören zu dir, wie das Bild, das du jeden Morgen im Spiegel betrachtest. Du hast jetzt vielleicht Teile von dir entdeckt, die tief verborgen waren. Dadurch, dass du den Schritt der Heilung vollziehst, können diese Teile deiner Persönlichkeit endlich hervortreten – du hast dich bereit erklärt, sie anzunehmen. Ja, du hast es endlich geschafft, dein Inneres Kind anzunehmen, so wie es ist, mit seiner ganzen Kindlichkeit und Verletzbarkeit. Mit seinen Stärken und Schwächen – mit Deinen Stärken und Schwächen.
Und in ihm schlummert der Wunsch, den letzten Schritt zu gehen – den Schritt der Vergebung.

🗋 Halte deine Eindrücke, dein Empfinden im Tagebuch fest. Es ist nicht ratsam, der betroffenen Person jetzt einen Brief zu schreiben und ihr mitzuteilen, was in dir vorgeht. Lass dir damit Zeit. Wenn du das Gefühl hast, du müsstest dich ihr anvertrauen, schiebe es auf. Oder schreibe einen Brief, den du aber nicht abschickst.
Der Wunsch ist ganz normal, jedoch wäre es jetzt noch nicht angebracht. Warte, bis du mit der Heilung ganz abgeschlossen hast.

VERGEBUNG

Du stehst bereits mitten in diesem Vergebungsprozess. Normalereise würden jetzt viele das Thema als beendet ansehen, doch so ist es nicht. Auch nicht nach der letzten Seite dieses Buches.
Der innere Heilungsprozess dauert noch lange an und vielleicht ist es sogar nötig, dass du dieses Buch noch einmal liest und durcharbeitest. Es gibt Schritte, die nicht sofort klappen, weil wir beim ersten Lesen einfach noch nicht in der Lage sind, bestimmte Dinge zu tun. Ich denke da an die Anklage. Es kostet sehr viel Kraft und Überwindung, den Menschen anzuklagen, den man ja auch liebt.
Vielleicht hat es dir Probleme bereitete, diesen Menschen freizusprechen. Du findest weder etwas Positives an ihm, noch kannst du dich an schöne Momente erinnern. Auch hier brauchst du Zeit. Gibt dir die Erlaubnis, dir und Deinem Inneren Kind die nötige Zeit für die Heilung zu lassen.

Du wirst sicher im Laufe deines Lebens die Erfahrung gemacht haben, welch ein Wunder mit der Vergebung einhergeht.
Ich höre jetzt vielleicht den ein oder anderen sagen *„nein, vergeben kann ich das alles nicht“* oder *„Vergeben ja, aber vergessen nie!“* – Diese Aussprüche kenne ich auch von mir selber. Ich habe lange Jahre in meiner Verletzung gelebt und den Hass gegen die Menschen geschürt, die mich verletzt haben. Es war gar nicht meine Absicht, in diesem Groll zu leben. Mit Erschrecken musste ich feststellen, dass *ich* litt und nicht derjenige, der mir all das Leid zugefügt hatte.
Mir schien, als sei alles verdreht und verkehrt auf dieser Welt, bis ich Schritt für Schritt erkennen musste, dass es in erster Linie an mir lag, wie es mir geht und wie ich mich fühle. Ich bin für mein eigenes Wohlbefinden verantwortlich, egal, wie meine Vergangenheit aussieht!

Mit diesem Wissen arbeitete ich mich an das Thema Vergebung heran, denn ich sah ein, dass man ohne Vergebung machtlos ist, etwas zu ändern. All die guten Erkenntnisse und Vorsätze, die du vielleicht getroffen hast, nützen dir überhaupt nichts, wenn du nicht vergeben kannst.

Was heißt eigentlich „Vergebung“?
Viele tun sich damit schwer, weil Vergebung mit einer gewissen Unbehaglichkeit einhergeht. Schon das Wort „Vergebung“ ist mit Glaubenssätzen, Ideologien oder einer gewissen Opferhaltung behaftet. Der Vergebungsprozess selbst ist schwierig: wie soll man etwas vergeben, während man dem anderen wünscht, er solle in der Hölle schmoren?
Ja, das mit der Vergebung ist wirklich ein Kapitel für sich und ich möchte den Begriff Vergebung nun von einer etwas anderen Seite beleuchten.
Meine zweitjüngste Tochter befindet sich in einem kritischen Alter, in dem sie Grenzen und Regeln überschreitet, so dass mir manchmal schlecht wird. Jegliche Erziehungsmaßnahmen scheinen nichts zu nützen und ich befinde mich sehr oft an der Grenze des Ertragbaren. Ich frage mich an diesem Punkt ernsthaft, wie es mit diesem Kind weitergehen soll. Oh nein, sie befindet sich nicht in der Pubertät. Ich könnte es noch verstehen, wenn sie aufgrund ihrer Hormone durchdreht, ausrastet und sogar mit Auszug droht. Mein kleiner Sonnenschein ist gerade einmal acht Jahre alt und raubt mit ihrem Verhalten nicht nur mir Kraft und Nerven, sondern auch allen anderen Familienmitgliedern.
Jetzt endlich durchschaute ich ihr kleines Geheimnis, mit dem sie uns mehr oder weniger tyrannisiert. Eines Abends, ich wollte gerade Wäsche ins Kinderzimmer bringen, hörte ich sie beten. Bei uns ist das nichts außergewöhnliches, doch dieses Gebet verschlug mir doch glatt die Sprache: *„Vater im Himmel, ich weiß, ich habe heute Fehler gemacht. Zum Glück vergibst du mir. Ich will auch nicht mehr daran denken...“*

Jetzt verstand ich das Geheimnis meiner Tochter: sie war überzeugt, dass ihre Fehler und Regelbrüche durch ihr Eingeständnis ausradiert werden könnten. Weder Gott noch sie würden in Zukunft daran denken.

Vergeben.

Ich hatte erkannt, dass ich ihr auch vergeben musste, denn nur dann konnte mir ihr Fehlverhalten nicht mehr schaden und mein Tun beeinflussen. Durch die Vergebung nahm ich dem Problem die Macht, sich auf mein Leben auszuwirken.

Vergeben heißt aber nicht, dass Fehlverhalten automatisch entschuldigt wird – ganz im Gegenteil: es ist ein Prozess, dem das Verständnis für die Situation des anderen vorausgeht.

Um nun zu unserem Thema zurückzukehren – ich unterscheide zwischen der Verletzung und dem, der diese ausgeübt hat. Bleibe ich in meiner Verletzung, ohne verstehen zu wollen, warum es passiert ist, dann bin ich nicht in der Lage zu vergeben.

Erinnerst du dich noch an die Mitte des Seins? Um durch die Schicht der Verletzung zu kommen, musst du dem anderen (und vor allem dir selbst!) vergeben können.

Das Vergeben müsste dir jetzt, nachdem du die Anklage und die Freisprechung hinter dir hast, leichter fallen. Behalte immer vor Augen, dass Verbitterung durch Vergebung geheilt werden kann. Du wirst entdecken, dass sich der Balsam der Liebe wie ein Pflaster auf deine Wunden legt, so dass sie dann nach und nach heilen können.

Für die Heilung des Inneren Kindes bedeutet dies nichts anderes, als dass die Wunden aus unserer Vergangenheit durch Vergebung keinen Einfluss mehr auf unsere Gegenwart und Zukunft haben.

Der Schritt der Vergebung wurde mit den damit einhergehenden Gefühlen für mich zu einem Schlüsselerlebnis. Ich hatte, nachdem ich mich nach der Freisprechung meines Vater seelisch wieder gefangen hatte, ein Bild vor Augen: es war ein selt-

sames Gefühl, denn ich sah mich, wie ich meinen Vater als kleines Kind küsste. Es war ein ganz liebevolles, ja, sogar ein zärtliches Gefühl und ich musste feststellen, dass ich diesen Mann geliebt habe.
Ich konnte es zuerst nicht glauben!
Seit frühster Kindheit kannte ich nur Schmerz, Hass und Ablehnung. Als ich in diesem Moment bereit war, ihm zu vergeben, zeigte mir mein Inneres Kind, dass ich meinen Vater als Kind geliebt habe. Das, was ich nie wahr haben wollte, was ich strickt abgelehnt habe, kam so spontan, so unkompliziert in einem Atemzug rüber...
Ja, ich habe ihn geliebt, wie ein kleines Mädchen seinen Vater nur lieben kann.

✋ Genieße deine neue Freiheit.
Spüre, was dir dein Körper mitteilen möchte. Vielleicht möchte er tanzen, springen, hüpfen? Oder sich in die Arme eines geliebten Menschen lehnen?
Vielleicht möchtest du dich auch nur ausruhen, eine ruhige Ecke aufsuchen und dich bei deiner Lieblingsmusik entspannen?
Höre genau hin, was du möchtest und was dir jetzt gut tut.

LOSLASS-RITUAL

Wenn wir die Beweggründe unserer Eltern nicht verstehen, können wir ihnen im tiefsten Herzen nicht verzeihen. Wenn wir ihnen nicht verzeihen, können wir uns selbst nicht verzeihen und uns dementsprechend nicht annehmen und selbst lieben. Wenn wir uns nicht lieben, können wir auch andere nicht lieben.

Verzeihen und Vergeben sind Schlüssel
zur Selbstliebe,
der Schlüssel zu einem erfüllten Leben.

Lieben heißt auch loslassen, so dass jeder seinen Weg gehen kann. Manchen Eltern fällt das schwer, egal wie alt ihr Kind ist – es wird immer ihr Kind bleiben. Das Schlimme daran ist, dass sie ihr erwachsenes Kind wie ein kleines Kind behandeln und es sich somit nicht aus dieser Rolle lösen kann. Die mühsamen Ablösungsversuche werden von den Eltern als Undankbarkeit und Ablehnung empfunden. Eltern fällt es oft schwer sich Fehler einzugestehen, die sie gemacht haben – Fehler, die jeder macht und auch machen muss, wenn man Kinder großzieht. Beide Seiten sollten die Denkweise und Weltanschauung des anderen tolerieren. Diese gegenseitige Akzeptanz ist heute leider nur in wenigen Familien zu finden.

Irgendwann im Leben kommt allerdings ein Augenblick, an dem wir loslassen müssen, ob wir wollen oder nicht – wenn ein geliebter Mensch stirbt. So ein einschneidendes Erlebnis überrollt uns meist wie eine Lawine und bringt den unsagbaren Schmerz mit sich, der verarbeitet werden muss, um nicht daran zu zerbrechen. Es ist ein Einschnitt, voller Gewalt und Unbarmherzigkeit – so empfinden es jedenfalls die meisten von uns. Wie soll es ohne den geliebten Menschen weitergehen? Die Einsamkeit ist beinahe unerträglich und das Loch, das der andere hinterlassen hat, kann nicht gefüllt werden. Dennoch geht das Leben weiter. Wenn Du ein paar Jahre später auf dieses Ereignis zurückblickst, dann siehst du, wie du daran gewachsen bist, wie wichtig das *Sich Lösen* war, um andere Lebensprozesse in Gang zu setzen. Und meist hat es die Liebe zu diesen Menschen, der von uns gegangen ist, auch noch gestärkt. Es ist eine besondere Beziehung geworden. Alles, was einmal im Schatten des Lebens stand, erscheint uns jetzt im Sonnenlicht.

Abschied nehmen müssen wir alle, es ist die mildere Art des Loslassens. Wir ziehen um, wir trennen uns von Arbeitskollegen, wenn wir einen neuen Job annehmen. Wir nehmen Abschied, wenn wir die Grundschule nach vier Jahren verlassen, den Kindergarten. Abschied heißt immer, sich behutsam zu lösen, um neue Wege gehen zu können. Selbst die Geburt war eine Art Abschied, um leben zu können.
Und so ist auch der Tod ein Abschied, damit das Leben seinen wahren Ursprung erfüllt.

Es war ausgerechnet an einem Karfreitag, als ich meine Eltern losließ und sie symbolisch zu Grabe trug. Ich hatte alle Schritte vollzogen und ich war nun bereit, mich von ihnen zu verabschieden. Ich wollte sie in Frieden gehen lassen, ohne Groll, ohne alles, was ich bisher in meinem Leben an Gefühlen ihnen gegenüber hatte. Alles war bereinigt, alles war geklärt.
Meine Eltern haben mich zur Welt gebracht, mich begleitet und auch geprägt, aber nun gehe ich weiter. Ich gehe meinen Weg und lasse sie ihren eigenen Weg gehen. Den Weg, den sie sich vor vielen Jahren ausgesucht haben. Ich möchte ihre Entscheidung nicht verurteilen und auch nicht bewerten, denn jeder wählt sich das, was für ihn stimmig ist. Ich danke Gott

für meine Eltern. Für die Jahre mit ihnen. Jetzt endlich bin ich bereit weiter zu gehen – in Frieden mit mir und mit ihnen.
Es war eine seltsame „Beerdigung". Ich suchte mir einen trockenen Stock und einen ziemlich dicken weißen Kieselstein und nahm Abschied von ihnen. Warum ich meinen Vater verbrannte und meine Mutter im Wasser bestattete, wusste ich nicht.

Dieses Loslassen kann verschiedene Formen annehmen, doch solltest du wissen, dass diese symbolische Beerdigung einer der heilsamsten Empfindungen sein kann, die du je erleben wirst.

👁 Es ist soweit.
Stell dir vor, dass du einen Anruf erhältst, in dem dir mitgeteilt wird, dass der Mensch, der dir all das Leid in deiner Kindheit zugefügt hat, im Sterben liegt. Du wirst gebeten, sofort in die Klinik zu kommen, wo du darauf vorbereitet wirst, dass du nur noch zehn Minuten Zeit hast, dich von ihm zu verabschieden.

Was möchtest du ihm noch sagen?
Was hast du ihm noch Wichtiges mitzugeben?
Nimm Abschied und scheue dich nicht, deinen Gefühlen freien Lauf zu lassen. Notiere deine Gefühle in dein Tagebuch.

Als ich Abschied von meinen Eltern nahm, fühlte ich mich wie ein kleines Kind, das auf einmal alleingelassen wird. Ein Gefühl von Hilflosigkeit und Wut machte sich in mir breit, bis es schließlich von der Liebe beruhigt wurde. Es war Frieden, der sich nach und nach in mein Herz senkte und meiner Trauer Trost spendete. Das Loslass-Ritual war für mich so anstrengend, dass ich noch Tage später von dieser Trauer ergriffen war. Meine Eltern waren symbolisch für mich gestorben, aber nicht im Bösen, sondern ich nahm Abschied in Dankbarkeit und ich spürte einen intensiven inneren Frieden. Langsam

kam auch Freude hinzu. Freude, die von einem Gefühl der Freiheit begleitet wurde. Ja, ich fühlte mich zum ersten Mal im Leben erleichtert und befreit, wenn ich an meine Eltern dachte. Weder Mitleid noch Schuldgefühle hatten Macht über mich und ich konnte von nun an Entscheidungen treffen, für die ich die volle Verantwortung übernehmen konnte
Ich hatte es geschafft. Was mich so lange Zeit quälte, lag nun als Stein auf dem Boden des Teiches oder als Asche verstreut auf der Wiese.
Ich hatte die Ketten meiner Vergangenheit abgeschüttelt, nachdem ich den Schlüssel für das Schloss gefunden hatte. Schritt für Schritt hatte ich mich vorgearbeitet, um diesen Augenblick in seiner ganzen Befreiung annehmen zu können.

Bevor du weiterliest, gönne dir eine Atemübung, wenn du das möchtest.

Jetzt bist du an der Reihe!
Das Ritual des Loslassens schließt eine symbolische Beerdigung mit ein: Suche dir einen Gegenstand, der als Symbol für den Menschen gilt, der beerdigt werden soll. Lege all seine guten und auch schlechten Eigenschaften, Erinnerungen usw. gedanklich dort hinein und verabschiede dich von ihm.
Du kannst die Bestattung ganz nach deinem Bedürfnis gestalten. Scheue dich nicht, deiner Trauer Ausdruck zu verleihen. Egal, was du jetzt empfindest – es ist in Ordnung. Du brauchst dich für nichts zu schämen.

Du bist endlich frei.
Frei von Schuldgefühlen.
Frei von der Last der Vergangenheit.

Nimm dir Zeit und lasse diese Worte auf dich wirken. Sprich diese Sätze laut aus und freue dich, dass du es bis hierher geschafft hast.
Du bist frei.
Frei von den Schuldgefühlen, die dich so lange verunsichert, gequält und eingeengt haben. Du bist frei von der Last deiner Vergangenheit und darfst dich einem Leben voller Freude hingeben.

! Ruhe in dir selbst und lass dir Raum, bevor du den nächsten Schritt machst. Du kannst deine Gedanken und Gefühle in deinem Tagebuch notieren oder malen, wie es dir jetzt geht.

Die Leere in sich füllen

Irgendwann im Leben empfindet jeder Mensch ein Gefühl der inneren Leere. Das ist völlig normal und es wechselt sich beständig mit Phasen der Kreativität, der Inspiration und Lebendigkeit ab. Wenn Gefühle wie Trost- oder Sinnlosigkeit, Beklemmung und Hilflosigkeit hochkommen, sollten diese Gefühle wahrgenommen werden, um sie in die richtige Richtung zu lenken. Natürlich kann das schmerzhaft sein – erinnere dich an die Schicht der Verletzbarkeit, durch die du dich hindurch treiben lassen sollst. Wehre dich nicht gegen die Widerstände, lass den Schmerz zu, nimm ihn an, akzeptiere ihn, denn er gehört auch zu dir.

Erkenne in dieser Leere die Möglichkeit, sich die Kraft, die aus deiner eigenen Mitte, aus deinem wahren Selbst strömt, als Hilfe zu nehmen, um dein Leben in eine andere Richtung zu lenken.

Vielleicht möchtest du deine Wohnung renovieren oder alle Schränke reinigen und neu ordnen. Oder nimm endlich dein lange geplantes Fitnessprogramm in Angriff.

Aber Vorsicht! Der Mensch neigt dazu, diese innere Leere füllen zu wollen. Es ist nur die Frage, mit was er sie füllt, um innere Befriedigung zu erhalten, um sich glücklich und wohl zu fühlen. Gehe gegen diese Leere nicht krampfhaft an, das zermürbt und führt genau ins Gegenteil. Achte sorgfältig darauf, wie du deine Leere füllen möchtest. Was tut dir gut? Du kannst dir so viel Zeit nehmen, wie du möchtest – bis du genau weißt, wie du deine Leere füllen möchtest.

Die innere Leere, die du spätestens nach dem Loslass-Ritual empfinden wirst, hat etwas damit zu tun, dass du dich mit der Vergangenheit auseinandergesetzt hast. Du hast hart gearbeitet, um dir und deinem Inneren Kind Heilung zu ermöglichen. Jetzt ist es wichtig, sich nicht mehr durch Entspannungstechniken, Musik oder dergleichen von sich selbst und seinen Wünschen abzulenken. Das sind nur Hilfsmittel, die nicht in der Tiefe ansetzen können, in der du dich jetzt befindest. Sie würden nur ein vorrübergehendes Wohlgefühl vermitteln, doch hier geht es darum, die Leere so zu füllen, dass du nicht auf Hilfsmittel von außen angewiesen bist.

Du hast die Macht, dich selbst zu heilen. Du kannst die Leere aus dir selbst heraus füllen.

⊙ Konzentriere dich auf dein inneres Kind. Mache es dir dafür gemütlich. Setze dich am besten ganz gerade hin und strecke deine Wirbelsäule durch, das fördert die Konzentration. Stell' dir vor, du hältst das kleine Kind, das du kennen- und liebengelernt hast, ganz zärtlich im Arm. Du wiegst es vorsichtig hin und her und entdeckst, wie viel Liebe du für dieses kleine Wesen hast.
Nehme nur dich und das Kind war. Spüre nach, was für Gefühle in dir entstehen und sei ganz wach für dieses Empfinden.
Das kann dir helfen, die innere Leere zu füllen. Sobald nämlich negative Gefühle in dir hochkommen, ersetze diese durch das Wiegen deines inneren Kindes. Du bist nämlich die gute Mutter, der gute Vater, der für dieses Kind sorgt.

Niemand kann dir das geben, was du brauchst und was du dir wünschst, wenn du es dir nicht zuerst gibst.

Du sehnst dich nach Trost?
Dann halte das kleine Kind fest und tröste es. Es wird sich beruhigen und Nähe und Trost spüren.

Du fühlst dich einsam?
Dann entdecke, was das kleine Kind in dir möchte. Vielleicht möchte es einen ausgiebigen Spaziergang machen oder ein gutes Buch lesen, Musik hören oder einfach nur wahrgenommen werden.

Du fühlst dich hoffnungslos?
Dann nehme die Lebendigkeit, die Spontaneität, die Kraft in dir wahr. Mit ihr schaffst du Veränderungen in deinem Leben, so dass es dich erfüllt.

Für mich war die tiefe innere Freude ein wichtiger Wegweiser in meinem Leben. Wenn ich sie verspürte, dann wusste ich immer, dass ich auf dem richtigen Weg war. Ich hatte gelernt, diese Freude aus mir selbst zu schöpfen, indem ich mich immer wieder auf mein Wesen konzentrierte, mich immer wieder neu entdeckte und annehmen konnte. Ich hatte meinen Ruhepol gefunden, ich wusste wer ich war, woher ich kam und warum ich auf diese Erde gekommen bin. All das gab mir Kraft mit den Schwierigkeiten des Lebens fertig zu werden. Doch wenn ich es versäumte mir die Zeit zu nehmen, um mich und meine Umwelt auf einfache Weise zu betrachten, mir die Stille zu gönnen, um mich meinem inneren Kind zu widmen, dann fegte mich der Sturm der nervlichen Belastungen regelrecht fort.
Die Heilung des inneren Kindes ist ein Prozess, der seine Zeit braucht, die aber auch noch deine Aufmerksam danach fordert. Du hast gespürt, wie alte Wunden Schritt für Schritt geheilt werden können und dass dir diese Heilung neue Lebensqualität schenkt. Anstatt in alte Schutzmechanismen zu fallen, bist du nun in der Lage, schwierige Situationen wahrzunehmen, inne zu halten und die aufkommenden Gedanken und Gefühle einfach weiterziehen zu lassen, ohne in Schmerz, Abhängigkeit oder in die vertraute Opferrolle zu fallen. Du hast gelernt, negativen Dingen durch wohlwollendes und achtsames Handeln zu begegnen. Du bist jetzt in der Lage, Verantwortung für dich zu übernehmen und dein Leben voller Freude und Er-

füllung zu genießen. Du kannst dich jetzt liebevoll um dich kümmern und für dich sorgen.

Nutze die Mittel, die dir gegeben worden sind! Es gibt in der Natur jede Menge an natürlichen Kraftquellen, die du aufsuchen kannst. Es kann ein Spaziergang am Meer sein, wo dich das Rauschen der Wellen umfängt oder die klare Gebirgsluft, die dich wie ein Bindeglied mit Himmel und Erde zu verbinden scheint.

Nutze die kleinen Augenblicke im Leben, indem du dir bewusst machst, wer du bist, wohin du gehen willst und was du bis jetzt alles schon erreicht hast. Erkenne deine Bemühungen an und bedanke dich bei deinem Körper, dass er dich all die Jahre treu begleitet hat.

👁 Nutze die Quelle der Meditation, um immer wieder in deine Mitte zu gelangen. Baue sie in deinen täglichen Tagesablauf mit. Mache dir jede Handlung bewusst, die du tust. Verweile bei dir, in dir und nehme Kontakt zu deinem Inneren Kind auf. Lass dich von ihm inspirieren!

MEIN LEBEN DANACH

Nach dem Seminar hatten sich meine geistigen Kräfte, mein Empfinden und auch mein Körpergefühl verändert. Ich nahm den Boden unter meinen Füßen bewusster wahr, fühlte mich zum ersten Mal in meinem Leben mit der Erde ganz intensiv verbunden und spürte die Kraft, die aus der Höhe kam und mir inneren Frieden brachte. Ich hatte mich mit mir selbst ausgesöhnt und fühlte mich von einer enormen Last befreit. Dieser Zustand hielt auch noch an, als Probleme mit meinen Eltern auftauchten. *Ich* hatte mich verändert, aber nicht meine Eltern! Der Schmerz, den sie mir jahrelang unbewusst zugefügt hatten, hatte nun seine Wirkung verloren und so kam es, dass ich mich ihnen gegenüber anders verhielt, als sie es bisher gewohnt waren. Emotional hatte ich mich von ihnen gelöst und war nicht mehr in der Abhängigkeit zu ihnen gefangen. Ich hatte nicht mehr das Gefühl, sie müssten etwas wiedergutmachen und ich fühlte mich für ihr Versagen nicht mehr verantwortlich. Das Schönste war: ich hatte keine Schuldgefühle mehr. Endlich war ich frei und konnte Entscheidungen unabhängig von der Meinung meiner Eltern treffen. Ich fürchtete ihre Kränkungen nicht mehr – ich hatte keine Angst mehr vor ihren Demütigungen.

Zum ersten Mal in meinem Leben traf ich eine Entscheidung, die ganz frei vom Einfluss meiner Eltern war. Ich spürte, dass ich in der Lage war, endlich die Verantwortung für mich selbst zu übernehmen und das mit 40 Jahren! Was bislang in all den Therapien einen Stillstand hervorrief oder sogar einen Abbruch, konnte ich durch die Heilung des Inneren Kindes endlich annehmen – Eigenverantwortung.

Ich habe in der Stille mein wahres ICH entdeckt, in diesem göttlichen Riss von Raum und Zeit, wo wir uns entdecken und annehmen können. Mein inneres Kind lebte! Es war so lebendig wie nie zuvor. Ich nannte es ganz behutsam *meine Erin-*

nerung und ließ es erzählen. Was ich in den Jahren danach erfuhr, raubte mir manchmal den Verstand, doch ich war dankbar, dass meine Erinnerung endlich reden konnte – reden durfte, denn ich hatte es ihr ja erlaubt.

Es war im Mai 2002, als ich mit dem Thema *Sexueller Missbrauch* konfrontiert wurde – wieder einmal. Ich dachte, ich hätte das Thema längst hinter mir gelassen. Freiburg war weit genug entfernt, um einen Neustart zu wagen, aber meine Erinnerung war da anderer Meinung.
„Wenn du wegläufst schadest du dir nur selber. Menschen sind dazu da, damit du deine Fehler siehst und sie zu überwinden lernst. Gehe zurück, auch wen es schmerzt. Höre genau hin, was andere zu dir sagen und lass' dich inspirieren."
So entstand das Bittere-Tränen Projekt. Frauen und Männer, die sexuellen Missbrauch erlebt haben, erfuhren durch das Schreiben eine Art der Befreiung, der inneren Heilung. Ich gab also das weiter, was ich zuvor an positiven Erfahrungen gemacht hatte. Ein Tabu wurde gebrochen und ein Aufschrei ging durch das ganze Land, der auch mich nicht unberührt ließ. Zum ersten Mal in meinem Leben erfuhr ich von Menschen, die genauso dachten und empfanden wie ich. Die die gleichen Schmerzen und Wunden davontrugen wie ich.
Dass es so viele waren, hätte ich nie gedacht – und es wurden im Laufe der Jahre immer mehr. Je intensiver ich mich damit beschäftigte, desto tiefer entdeckte ich mein eigenes Leid.
Ich kannte mein kleines inneres Kind, das jegliche Erinnerungen vor mir verbarg, um mich zu schützen. Dieses kleine Wesen, das unvorstellbares Leid erlebte und lange ganz allein damit leben musste. Ich sah den Zusammenhang, wie wichtig es für alle Menschen war, die Missbrauch, schwere Traumata in ihrer Kindheit erlebt hatten, ihr inneres Kind zu entdecken, um sich dann heilen zu können. Aber ich sah auch die Ohnmacht, die damit verbunden war.
Doch es gibt einen heilsamen Weg. Es gibt Hoffnung, aus dieser Ohnmacht herauszuwachsen, aufzustehen und seinen Weg zu gehen.

Aus diesem Grund hatte ich mich Weihnachten 2003 entschlossen, dieses Buch zu schreiben. Ich habe es ganz bewusst meinem Bruder *Thomas* gewidmet. Aber ich habe es auch für *Wayne* und all die anderen Menschen geschrieben, die in ihrer Kindheit unvorstellbares Leid ertragen mussten. Es soll ein Hoffnungsschimmer für alle Menschen sein, die Wunden aus ihrer Kindheit noch immer mit sich herumtragen und keine Heilung finden, weil sie missverstanden werden oder nicht wissen, wo sie ansetzen sollen. Es ist egal, wie die Wunden aussehen und es ist egal, durch was und wen sie entstanden sind – es gibt Heilung! Es liegt an uns, uns selbst zu heilen!

Sucht euch einen guten Therapeuten, eine gute Therapeutin, die euch bei dieser Arbeit unterstützt. Jemanden, der euch begleitet und ihr werdet ein kleines Wunder erleben!

Während der letzten zwei Jahre, in denen ich das Buch überarbeitete, entdeckte ich für mich persönlich, wie hilfreich eine ständige Wiederholung ist, um sich und sein Leben ändern zu können – um mit der Vergangenheit ins Reine zu kommen – mit ihr abschließen zu können. Ich arbeitete die Kapitel *immer wieder* durch und entdeckte *immer wieder* Verletzungen, die auch heute noch mein Leben beeinflussten. Egal, ob es eine Nachbarin war, die mich als Hexe bezeichnete oder ob ich von sogenannten Freunden tief verletzt wurde – es traf nicht mehr mein Inneres.
Meine innere Leere, die mich von Zeit zu Zeit besucht, fühlt sich heute angenehm an – ohne Trauer, ohne Schmerz. Ich hole mir die Unterstützung, die ich benötige und kann es sogar zulassen, dass Gedanken kommen und wieder gehen; dass Gefühle kommen und dass ich sie auch weiterziehen lassen darf.
Ich bin, wie ich bin.
Schuldgefühle finden keinen Raum mehr.

Eine wichtige Erfahrung in dieser Zeit, war für mich die erneute Begegnung mit Klangschalen. Normalerweise wissen unsere

Körperzellen ganz genau, was sie zu tun haben. Aufgrund vieler Umstände, wie eine unnatürliche Lebensweise oder Störeinflüsse von außen, kommt es zur „Desorientierung“ der Zellen. Blockaden entstehen und Krankheiten können ausbrechen.
Wenn so eine Körperzelle in eine Desorientierung gerät, wirkt der Klang wie eine Erinnerung für sie. Der Klang einer guten Klangschale erinnert uns also an die tiefere Ordnung im Sein und schenkt uns wieder unser Gleichgewicht. Blockaden können aufgelöst werden, Entspannung und innere Harmonie treten in den Vordergrund.

Für mich füllten Klangschalen die Leere aus, die durch mein verändertes Essverhalten entstanden. Ich konnte mich nicht ganz von den Ess- und Fressanfällen befreien, die über mich kamen, sobald ich in negativen Stress geriet, aber ich konnte sie deutlich reduzieren. Einmal Sucht – immer Sucht, heißt es so schön. Ich weiß nicht, ob ich das so stehen lassen soll, denn ich finde, dass jede Sucht dann ein Ende findet, wenn sie gefunden hat, was sie sucht. Mir helfen die Klangschalen heute immer noch, mich auf meinen Körper zu besinnen und zu hören, was er möchte. Ich nenne es auch *meinen inneren Dialog mit dem kleinen Kind*:

Ich bin erschöpft von den letzten 30 Jahren. Ich möchte nur noch trinken – bitte keine feste Nahrung, nichts Fettes und Süßes...
Diese Gedanken schossen mir durch den Kopf, als ich an einem Morgen an einer duftenden Bäckerei vorbeischlenderte.
Und? An was hast du gedacht? Vitaminsaft oder Mineralwasser?
Mir war eher nach einem Stück Mohnkuchen zumute.
Ich hätte Lust auf einen Möhrensaft...
Igitt. Ich und Möhrensaft! Nicht einmal meine Kinder mussten Möhrensaft trinken, als sie klein waren. Nun gut, mein kleines Mädchen hatte gesiegt. Ich bog in den Laden um die Ecke ein und stand Minuten später mit einer Babysaftflasche an der Kasse.
Es tat gut!

Es tat mir so gut, als ich den ersten Schluck wagte, dass ich meine Entscheidung bis heute nicht bereut habe. Ich konnte meinem Inneren Kind vertrauen. Es wusste, was ich brauchte. Mein Heißhunger auf Mohnkuchen war verschwunden und ich konnte diesen Saft genießen, als wäre er das Köstlichste, was ich je getrunken hatte. Dazu fühlte ich mich fit und erleichtert, als hätte ich über meinen inneren Schweinehund gesiegt – den soll es ja wirklich geben! Dass man mich in der Freiburger Innenstadt mit einer Möhrensaftflasche entdecken kann, ist also kein Gerücht!

Jeder wird für sich den Weg finden, den er als „erfüllend“ annehmen kann. Lass dein Inneres Kind daran teilhaben. Wenn du meinst, du wärst zu alt, um Spaß zu haben, dann lass dich von deinem Inneren Kind eines Besseren belehren. Wenn du denkst, du wärst zu unattraktiv, um an öffentlichen Aktivitäten teilzunehmen, dann lass dein Inneres Kind entscheiden, wo du deinen nächsten freien Abend oder das Wochenende verbringen möchtest.

Es kann sein, dass du durch die Hektik des Alltages dein kleines Mädchen, deinen kleinen Jungen hin und wieder vergisst oder ihm gar keine Beachtung mehr schenkst. Das ist sogar sehr häufig der Fall. Dann kann dir dieses Buch immer wieder helfen, dich an deine Erfahrungen zu erinnern, die du beim Durcharbeiten gesammelt hast. Allein in diesem Erinnern steckt viel Kraft und ich habe gelernt, wie wichtig Wiederholungen oder Rituale im Leben sein können. Sie geben innere Sicherheit und entlasten, können Ruhe schenken und Frieden. Vertraue dir und deinem Inneren Kind. Freue dich mit ihm und schäme dich nicht für die kindlichen Anteile in dir.

Überwinde dich und lege deine Scham ab und richte deine Gedanken in eine positive, mit Freude erfüllte Richtung, dann wirst du *kleine Wunder* erleben! Ich drücke dir die Daumen!

NACHWORT

Das Werk ist vollbracht!
Es hat drei Tage gedauert bis der Rohentwurf stand und innerhalb von *zehn Tagen* war dieses Buch fertig. Doch was macht eine Autorin wie Petra Pauls? Sie setzt sich hin und geht jedes Kapitel noch einmal persönlich durch. Erlebt, untersucht, erprobt jedes einzelne Wort – eben genau das, wovon sie zuvor berichtet hat. Sie wiederholt, überprüft, leidet, fällt zu Boden und steht immer wieder auf. Sie arbeitet bis spät in die Nacht – nein, nicht für dieses Buch, sondern für andere Autoren – und entdeckt nach *drei Jahren*, wie wichtig dieses Buch nicht nur für sie, sondern auch für andere Menschen ist, denen sie immer wieder begegnet. Für ihren Bruder zum Beispiel oder für diverse Freunde, die einen Pionier brauchen, der sie an die Hand nimmt und durch den Prozess der Heilung führt.
So wie mich.
Mich hat dieses Buch umgehauen!
Es vereint Wissen und Handeln und gehört für mich somit zu den wenigen hilfreichen Selbsthilfebüchern dieser Welt zu diesem Thema. Ich habe es erst einmal in aller Ruhe durchgelesen, bevor ich dann jedes Kapitel Schritt für Schritt erarbeitet habe.

Ich habe schon viele Bücher gelesen, die sich mit dem Thema „Heilung des Inneren Kindes“ beschäftigten, aber keines dieser Bücher hat so viel in mir ausgelöst, dass ich sogar noch einen Trommelkurs belegt und mir ein richtiges Meditationskissen gekauft habe.
Vielleicht sollte man in Zukunft mit diesem Buch auch ein Handtuch anbieten, denn die Übungen haben es in sich! Eine wunderbare Mischung aus Bewegung und Stille, Einkehr und Annahme machen den Heilungsprozess zu etwas ganz Besonderem.

Es kann auch Spaß machen, dieses Buch in einer Gruppe durchzuarbeiten. Ich habe es als Leiterin einer *Selbsthilfegruppe für Frauen nach einer Chemotherapie* selbst erlebt. Nach den ersten Kapiteln entstand in der Gruppe ein neues Bewusstsein und ein neues Lebensgefühl, denn gerade diese Frauen waren durch ihre Erkrankungen traumatisiert. Durch die Begegnung mit ihren Inneren Kindern war bei den Frauen eine Leichtigkeit spürbar, die kaum in Worte zu fassen war. Stellen Sie sich vor: acht Frauen zwischen 45 und 70 Jahren wollten gemeinsam nackt baden gehen – und sie haben es gemacht! Voller Stolz berichteten sie von diesem Erlebnis und empfanden es als tiefe persönliche Bereicherung.

Ohne dieses Buch würden sie heute noch über den Verlust ihrer Brust oder ihrer Weiblichkeit klagen. Sie haben ihre Wut und ihre Verzweiflung ausleben können und damit einen Weg zu sich selbst gefunden. Sie konnten sich so annehmen, wie sie sind.

Ich wünsche von ganzem Herzen, dass dieses Buch all diejenigen erreicht, die sich nach einer inneren Heilung sehnen, um ein erfülltes Leben leben zu können.

Marianne Wedekind

Anmerkung: Dieses Buch wurde Weihnachten 2003 innerhalb von 10 Tagen geschrieben, jedoch dauerte die Überarbeitung und „Verarbeitung“ mit einer Schaffenspause von zwei Jahren nahezu drei Jahre, so dass es erst 2006 veröffentlicht wurde.

Symbole in diesem Buch

⊙ *Reise ins Ich*
Dieses Symbol lädt dich ein, die Gedanken auf dich und deinen Körper zu lenken. Lege das Buch zur Seite und mache eine Pause. Die Pause kann ein paar Minuten, aber auch Stunden oder gar Tage dauern. Wichtig ist, dass du deinem Gefühl vertraust, wann du soweit bist, dich wieder mit dem Thema zu beschäftigen. Es ist ein wichtiger Schritt der Heilung, achtsam mit sich umzugehen.

👁 *Meditation*
Wenn du dieses Symbol entdeckst, solltest du dir Zeit für eine kleine Meditation nehmen. Vor deinem geistigen Auge wirst du in eine Situation geführt, die dir helfen soll, innere Ruhe und Entspannung zu finden.

🗋 *Notizen*
Mit diesem Symbol wirst du aufgefordert, alles schriftlich festzuhalten. Zu empfehlen ist ein Tagebuch, das dir Möglichkeiten bietet, dich intensiv mit dem Heilungsprozess auseinander zu setzen. Es können darin auch Bilder und Farbspiele festgehalten oder Erinnerungen gesammelt werden.

✋ *Körperwahrnehmung*
Unter diesem Symbol findest du Anleitungen für Übungen zur Körperwahrnehmung. Bitte beachte, dass du diese Übungen nicht kurz nach dem Essen durchführst. Diese Übungen können intensive Gefühle auslösen. Wenn du möchtest, kannst du die Übungen auch mit Musik durchführen.

➣ *Atemübungen*
Das Symbol für eine Atemübung wirst du in diesem Buch ab und zu ohne Kommentar finden. Ein verbesserter Atemfluss kann verschüttete Erinnerungen ins Bewusstsein holen, sowie Selbsterkenntnis fördern und einen Zugang zu eigenen Körperempfindungen schaffen. Auch Krisensituationen lassen sich mildern, wenn du durch regelmäßige Übungen eine gewisse Routine gefunden hast. Mache dich auch hier auf intensive und vielleicht schmerzhafte Gefühle gefasst.

✍ *Pinsel*
Dieses Symbol steht für den Künstler in dir. Jetzt darf gemalt und gezeichnet werden. Lass die Farben sprechen und male einfach drauf los. Es muss kein Kunstwerk werden – es ist dein Lebenskunstwerk; du malst es ganz allein für dich!

Meditation und Musik

Die hier aufgeführten CDs sind Grundlage für die unterschiedlichen Meditationen, die in diesem Buch erwähnt werden und können fast alle direkt über die Edition Lumen bestellt werden.
www.edition-lumen.de bestellt werden.

KALI MEDITATION
(nach Gawain & Fischer)
Diese außergewöhnlich dynamische Meditation in vier Phasen ist der hinduistischen Gottheit Kali, der Göttin der Zerstörung gewidmet. Kali hat den Auftrag, alte überkommene Strukturen zu zerstören, um Raum für das Neue zu schaffen. Mit der von Gawain & Fischer kreierten Kali-Meditation haben wir die Möglichkeit, den dunklen Aspekt unseres Wesens mit Bewusstheit auszudrücken und zu umarmen. So können wir unsere Schattenanteile aktiv zu uns zurückholen und den Ausdruck von Destruktivität im Alltagsleben verringern.

YIN-MEDITATION (Vision der Freude) Gesang des Herzens, von Gerd B. Ziegler)
Meditationsanleitung in vier Phasen:
1. Phase: Öffnende Bewegungen (stehend, 8 Min.)
2. Phase: Der Gesang des Herzens (stehend 10 Min.)
3. Phase: Gebet und Hingabe ans Licht (im Kniesitz, 10 Min.)
4. Phase: Stille (liegend, 10 Min.)
Bestellnummer CD002 €19,95 zuzüglich Versand

HERZÖFFNUNG
Meditation zur Öffnung für Liebe und Freude
(von Vatika B. Jakob)

Im Zustand innerer Stille können wir erkennen, wer wir in Wirklichkeit sind. Ein essenzieller Aspekt unseres Wesens ist Freude – und die Quelle der größten Freude liegt in uns selbst. Diese Meditation führt uns über fünf einfache Phasen der Bewegung und der Lebendigkeit in innere Räume voller Liebe und Stille. Unser Herz öffnet sich und wir lassen uns mühelos in den weiten Raum unseres Seins sinken. Die Musik dieser Meditation lädt auch einfach zum Zuhören ein.
Die Anleitung zu dieser Meditation ist auf der Innenseite des CD-Covers beschrieben.
Bestellnummer CD001 €19,95 zuzüglich Versand

Heilung des Inneren Kindes
Frieden schließen mit der Vergangenheit
Das Seminar zu diesem Buch veranstalten Vatika Jakob und Sven Müller.
Bei Interesse kannst du direkt Kontakt zu ihnen aufnehmen:
Sven Müller Tel.: 05542 /503437
Vatika Jakob Tel.: 0041/(0)32/3419285
www.vision-der-freude.de

Über die Autorin
Petra Pauls wurde 1961 im westfälischen Herne geboren und lebt heute mit ihrer Familie in Grafenhausen /Hochschwarzwald.
Neben zahlreichen Buchveröffentlichungen (u.a. *Levitikus Erben, Lichtblicke und andere Sehenswürdigkeiten*) arbeitete sie als Redakteurin für das Magazin MOSAIK und ist Herausgeberin des Buchprojekts *Bittere Tränen,* wo Menschen, die sexuellen Missbrauch erlebten, durch das Schreiben einen ganz persönlichen Weg der Heilung gefunden haben. Als Mitbetroffene wagte sie mit diversen Anthologien und Lyrikbüchern den steinigen Weg in die Öffentlichkeit und setzte sich somit gemeinsam mit nahezu 200 Autorinnen und Autoren im deutschsprachigen Raum gegen Missbrauch ein.
Sie ist Mitgründerin der *autorengemeinschaft artep* und hat 2005 das Programm *Jugend schreibt* ins Leben gerufen.
Weitere Informationen über ihr neustes Buch *"Meine liebe Kupplung"* unter www.malani.de